TAI CHI
CURATIVO

TAI CHI CURATIVO

FELICIANO PLA-XIBERTA

manuales integral

Tai Chi curativo. Método Liang-Mo

Autor: Feliciano Pla-Xiberta
Diseño de cubierta: La Page Original
Ilustraciones: Mª Isabel Mas (págs. 15 y 59), Feliciano Pla-Xiberta
Fotografía de cubierta: Image Bank

© 2002, Feliciano Pla-Xiberta
© de esta edición, 2002, RBA Libros, S.A.
Pérez Galdós, 36 - 08012 Barcelona
www.rbalibros.com
rba-libros@rba.es

Segunda edición: septiembre 2003

Ref.: MI-73 / ISBN: 84-7901-832-1
Dep. Legal: B. 41.026 - 2003
Impreso por Novagràfik (Montcada i Reixac)

El movimiento Tai Chi

parece...
una danza, una gimnasia, una lucha,
pero no lo es;
también parece una meditación;
es una meditación
en la respiración y el movimiento,
tan útil como...
una danza, una gimnasia, una lucha,
que desarrolla
la serenidad de la grulla,
la paciencia del buey,
la velocidad del ciervo,
el valor del tigre y
la longevidad de la tortuga.

Mensajes del autor . . .

... a quien tiene este libro en sus manos
Llámame por teléfono
(93.430.64.78) o
mándame un eMail
<taichiterapia@wanadoo.es>;
deseo conocerte y ayudarte.

... a las mujeres
Este libro, aunque escrito en masculino, se dirige especialmente **a vosotras**. Muchas, en los últimos 20 años, han aprendido Tai Chi con este método, y obtenido grandes beneficios de su práctica, que enseñan a quienes las rodean, a mayores y niños; por ello quiero manifestaros mi mayor agradecimiento.

Índice general

Introducción

1. Dedico este «pequeño manual»...

Al Maestro que hace 21 años decía: *«Yo practico; ustedes aprenden».*

A quien me dijo dónde encontrarle.

A quienes me prestaron sus libros de Tai Chi.

A *Taichinito*, monitor del micromovimiento.

A mis aprendices, que tanto me enseñaron.

A quienes como yo, *buscaron* la tranquilidad, la serenidad, la claridad mental y la buena forma física, huyendo del agotamiento y la tensión.

A quienes *nada buscaron* ni probaron, porque, obsesionados en un mundo de ambición, competencia, conquista, propiedad y consumo desenfrenados, nunca llegaron a imaginar la existencia de una vida mejor, más plena, sana y feliz.

A quienes trataron de *experimentar técnicas* de probada e incluso dudosa eficacia y abandonaron.

A niños *inquietos*, afectados por el frenesí de su entorno, cuyos padres no saben qué hacer con ellos.

A jóvenes ansiosos de figurar, pero *incapaces de concentrarse* ni un instante en algo concreto.

A los adultos, *sobreviviendo* en perpetua tensión, caminando al borde del infarto.

A los mayores, deseosos de mantener o recuperar su *buena forma psicofísica* de jóvenes.

A todos los occidentales, incapaces todavía de comprender lo bueno que tiene la *milenaria filosofía oriental*, que aún no han sido conscientes de su respiración y el movimiento de su propio cuerpo.

2. Un decir de la obra

Para vivir el Tai Chi, dicen, se ha de nacer chino. El autor no nació chino, pero sí *trabajó como un chino* para asimilar el movimiento, hacer habitual su respiración abdominal y, finalmente, intentar vivir el Tai Chi.

El autor dice: «Como no aprendía los movimientos detrás del maestro, ni leyendo los libros que pude encontrar, conseguí una filmación de su práctica –*a una imagen por segundo*– y grabé sus palabras-guía –*número de movimiento, e INSpirar/ESpirar*–; después, detrás de una moviola horas y horas, días y días, vi cientos de veces el movimiento, lo dibujé esquemáticamente, elegí unas palabras-clave para memorizarlo y, finalmente, cronometré el tiempo en que lo realizaba el maestro, sincronizado con la respiración. Así preparé una *tabla de movimientos**, redacté un *manual* y grabé un *casete** del cual oír las *palabras-clave* indicadoras de lo que debía estar haciendo en cada momento».

El autor, así, aprendió con su propio método; después, con él, aprendieron muchos necesitados de la respiración profunda, el movimiento suave, la concentración total... y la memorización fácil; consiguieron hábitos más saludables, conquistaron la serenidad, alargaron su vida con salud y adquirieron una reacción de autodefensa eficaz, suficiente.

Han pasado veintiún años, y muchos occidentales han aprendido la esencia del Tai Chi y obtenido sus beneficios saludables con el ***Método Liang-Mo***.

---

* *Puedes pedirlo al autor.*

3. Un historial del autor

Feliciano no fue el primer no-chino que practicó Tai Chi detrás del primer chino que pudo verse practicando en los parques de Barcelona; pero sí fue quien organizó en 1981 el *Primer Año del Tai Chi* en la ciudad y, bajo este título, promovió su conocimiento y práctica, organizando los multitudinarios *Lunes del Maestro Yang* –ciclo de charlas dadas el primer lunes de cada mes del primer semestre de aquel año–, los *Encuentros dominicales* –sesiones de iniciación– y, lo que más se recuerda: unos 17 artículos publicados por periódicos y revistas de la ciudad.

También editó 8 hojas de estudio y divulgación*, como *Arte de Vivir – Equilibrio y armonía de cuerpo y mente* y 2 casetes* *El Maestro dice...* De uno se escucha la clásica serie de 80 movimientos de *El Arte del Tai Chi-Chuan* –primer libro con fotografías, que se publicó en China en 1925, al que se refieren muchos otros–. En él, el maestro marca el ritmo de respiración y dice el número de cada movimiento para facilitar el aprendizaje y habituar a respirar abdominalmente al practicante. El otro casete contiene una charla de iniciación del maestro.

Feliciano, cuya vida, dice él, fue salvada por el Tai Chi, se prometió a sí mismo enseñar la *Esencia del Tai Chi,* allí donde se hallara cada miércoles por la tarde, a quien quisiera cambiar de vida.

Para quienes aprenden con él, preparó *un manual, un casete* y *un póster*, recursos en los que se basa este simple ***Método Liang-Mo.***

* *Puedes pedirlo al autor.*

4. El autor te habla

Este libro no viene a substituir a ningún otro. Su origen es más antiguo –de 1982– que muchos de los que pueden encontrarse por ahí. Tampoco viene a repetir lo que dicen otros, pero sí a indicar que lo dicho en frases próximas a lo incomprensible, puede decirse también en palabras que puede entender cualquiera. Esto es lo que deseo hacer; escribir como hablo: sinceramente, y no buscando más mérito que hacer fácil el aprendizaje de lo esencial.

También desearía que la gente mayor, antes de malvivir, reaprendiera a respirar como un niño.

Considero lo natural por encima de lo demás. Creo en el uso ético de todo, empezando por el aire, las energías y los nutrientes; respiro, me nutro, me muevo con eficiencia –no corro ni me arrastro, o al menos lo intento– y evito el despilfarro.

Gusto de lo poco-sano, evito lo mucho, y huyo de lo demasiado. No me premio por hacer algo que pienso bien hecho; intento hacerlo todo con entusiasmo, lo mejor que sé y puedo, aunque sólo sea para no repetirlo. Evito ciertos deseos; así tengo menos frustraciones y más sorpresas agradables.

Disfruto de lo tranquilo, bueno, sano y natural; lo artificial me parece un lujo inútil que, pienso, no debo permitirme. Esto no es fácil, pero sí posible; muchos vivieron así por siglos, y un día murieron felices. Así quiero morir yo.

Esta filosofía de «estar por casa» quizá no me encumbre en la fama, pero creo que no me hundirá en la desesperación. Lo que, en 21 años de mi vida, he aprendido del Tai Chi, espero te sirva, lector.

5. Fábula de un origen del Tai Chi
«El ermitaño, la serpiente y la grulla»

I
Hace ocho siglos,
lejos, en China,
el ermitaño
Chang «San Feng»,
que significa
«Tres Picos»,
llamado «inmortal»
también,
una mañana leía
el milenario
I Ching.

Chang meditaba
cómo en el cosmos
cambio continuo
se da,
cuando, de pronto,
un ruido extraño,
jamás oído,
le sorprendió,
y, muy curioso,
su gran cabeza,
a la ventana
asomó.

Así fue como,
un duelo a muerte,
entre animales,

él contempló:
cómo una grulla
de alas enormes,
de largo cuello
y duro pico,
a una serpiente
(cuerpo flexible,
móvil y suave)
retó.

II
Desde las ramas
de un pino,
la grulla voló,
al pie del árbol,
donde,
enroscada,
la ágil serpiente
se situó.

La grulla,
al aire,
con fuerza,
dio picotazos
ahí y allá,
pero, al cuerpo
de la serpiente,
no acertó nunca,
no logró dar.

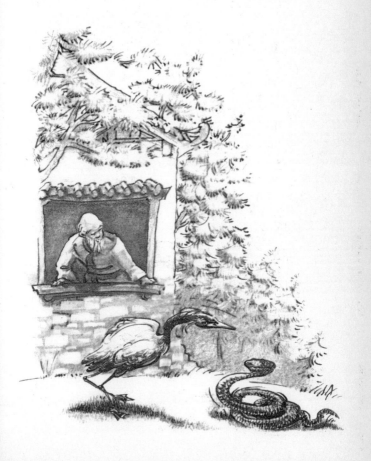

Después, al suelo,
clavó profundo
su duro pico,
que ella,
tratando de retirar,
por la serpiente
fue sorprendida,
que, implacable,
enroscó su cola,
al largo cuello:
la quiso ahogar.
Como un ala
cubría el cuello,
sobre las patas
tomó lugar,
y sólo hallando
una de ellas,
sobre la otra,
se lanzó ya,
pero no pudo,
a la grulla,
ni una vez atrapar.

III
Cansada,
la grulla,
volando al árbol,
abandonó,
y la serpiente,
reptando,
regresó al hoyo,
al pie del mismo,
y allí quedó.

Día tras día,
el hecho,
de igual forma,
se repitió;
y el resultado,
en ningún caso,
cambió:
La grulla
(rígida, fuerte)
a la serpiente
(flexible-débil)
nunca rindió.
El ermitaño,
así comprendió,
el gran principio
del viejo *I Ching*:
«Lo fuerte a débil
ha de pasar,
y lo más débil,
en lo más fuerte,
ha de cambiar».
Tai Chi es una filosofía milenaria, un «arte de vivir» basado en ese principio del *I Ching*, expresado luego en un entrenamiento que realizan, todos los días al amanecer, más de mil millones de personas en todo el mundo.

© F. P-X (Liang-Mo)

I
Para empezar

6. Al amanecer de cualquier día...

... en pequeños pueblos y hasta en grandes ciudades de China, el visitante puede presenciar un espectáculo entre sorprendente y encantador, un arte saludable, milenario, legendario, paradójico...: mujeres y hombres, ancianos, adultos, jóvenes y niños, salen a las calles, avenidas, plazas y parques, se saludan brevemente, se acomodan en una zona a su gusto y, solos o formando grupos, silenciosamente inician la práctica de unos movimientos sencillos, elegantes, armoniosos, equilibrados, circulares e integrales del cuerpo, que ejecutan de forma relajada, lenta, suave, ágil y flexible, al ritmo de la respiración natural profunda.

Sin esfuerzo, los menos entrenados se reúnen alrededor de un maestro, quien, después de dar unas indicaciones, inmóvil, se concentra: relaja su mente y su cuerpo, respira saboreando el aire fresco que penetra suave, lenta y silenciosamente por su nariz y que luego sale caliente por ella.

De pronto, el maestro se mueve; los demás le imitan. Se mueve con lentitud; con un dominio absoluto del cuerpo y de la respiración; realiza un movimiento sin esfuerzo, tensión, rigidez o inercia; dicen, y parece, que refleja la calma de las montañas, la ligereza de las nubes en el cielo, el vaivén de las olas del mar, la fluidez del agua en los ríos, siguiendo una danza, cuya belleza poética se expresa en los nombres que identifican cada movimiento: «Acariciando la cola del pájaro», «La cigüeña blanca extiende sus alas», «Suena la guitarra», «Busca la aguja en el fondo del mar», «La niña de jade, hila», «El gallo dorado se sostiene sobre una pata», «La grulla pica», «La serpiente repta»...

El maestro se mantiene derecho, pero no tieso; sus pies se plantan firmemente en el suelo, para conseguir estabilidad y equilibrio; se mueven con pasos suaves y seguros como los de un gato al acecho, el movimiento procede de su cintura, hacia arriba y hacia abajo, a su derecha y a su izquierda, hacia atrás y adelante, del pecho a los brazos, a las manos, hasta la punta de sus dedos; cada acción es replicada por otra; cada movimiento fluye imperceptiblemente en el siguiente; todo el ejercicio puede prolongarse hasta una hora sin detenerse por nada; así se expresa la unidad del movimiento y la tranquilidad, se vive la quietud en el movimiento.

Este espectáculo de «todos actores» que puede presenciarse sin comprender, es la base de su vida: todo un *Arte de Vivir*.

7. Una corta historia de milenios

En 1973, excavando la tumba número 3 del general *Han* de *Ma Wang-Tuei* (200 años a. de C.) se halló un lienzo de seda de 140 x 50 cm donde se ven pintadas en colores las más antiguas figuras deportivas en movimiento, que reflejan el adiestramiento físico y la lucha contra las enfermedades del pueblo chino de aquella época.

En la otra cara de la misma seda figura el *«Ejercicio para la inmortalidad»* y los *«Once meridianos Yin y Yang para la moxibustión»*.

También se hallaron tiras de bambú, en las que se trata *«El Arte de bien respirar»* que, dice, consiste en *«... expulsar el aire estacionado durante la noche e inhalar y concentrar las nuevas substancias cósmicas de la mañana, para despejar los 9 orificios y consolidar las 6 vísceras»*. También hay un método *«Para alimentarse de la atmósfera»*, otro de *«Pulsología»* y *«52 recetas medicinales»*.

En los anales chinos de las dinastías *Dong, Han* y de los *Tres Reinos* (años 25 a 264 d. de C.) se menciona a Hua-To (141 a 203 d. de C.), célebre cirujano que ideó el *«Juego de los 5 animales (Wu-Quin-Chi)»* –práctica de movimientos imitando al *tigre*, el *oso,* el *mono*, el *ciervo* y la *grulla*– con fines preventivos, curativos y de rehabilitación.

El legendario ermitaño *Chan San-Feng* –de quien dicen que vivió más de 200 años, en tiempos de la dinastía *Song* del Sur (970-1279), tanto como que nació en 1247, bajo la dinastía *Yuan* (1279-1368) y murió en 1460, bajo la dinastía *Ming* (1368-1644) y también que vivió entre 1798 y 1874– codificó una serie

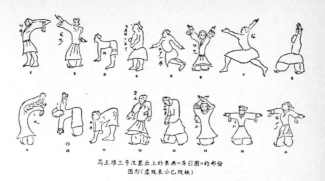

马王堆三号汉墓出土的帛画《导引图》的部份
图形(虚线表示已残缺)

de movimientos de autodefensa que, luego, un discípulo suyo enseñó a un miembro de la familia de *Chen Chang-Hsien* (1771-1853).

Otra tradición remite el origen del Tai Chi a *Wang Zong Yue* –el primero que lo llamó por su nombre– pero es muy probable que se limitara sólo a escribir un compendio de principios y, por ello, le tomaran por su creador. Quizás fue un discípulo suyo quien lo enseñara a Chen, y éste, quien rompió la tradición de la transmisión, al revelar el secreto del *arte,* a un criado de su casa, *Yang Lu-Chan* (1799-1872) que, habiendo aprendido el arte a escondidas del maestro, sorprendió a éste de tal forma con su destreza, que le tomó como discípulo.

En 1852, *Yang* enseñó en Pekín a miembros de la corte de los *«Tsing»,* y desarrolló una serie mixta de movimientos terapéuticos y de autodefensa que constituyen su estilo.

Su nieto, *Yang Cheng-Fu* (1883-1936) acabó de sistematizar la serie, y la difundió por toda China.

A la **escuela Yang** se le llamó *Da Kia* (Gran Estructura) que se caracteriza por...

- Gran estabilidad en los movimientos.
- Posturas extendidas y naturales.
- Movimientos lentos y aparejados, ligeros y firmes.
- Ritmo continuo y circular como las olas del mar.
- Cambios uniformes como el vuelo del águila.

Su discípulo *Chen Wei-Ming* (+ 1960) escribió, al dictado de *Yang*, *El Arte del Tai Chi-Chuan*, editado en 1925, donde figuran: la tabla de 80 movimientos, fotografías del maestro, su padre *Yang Chien-Hou* (1839-1917) y de él mismo practicando, e instrucciones y consejos.

La **antigua escuela Chen**, llamada Lao Kia (Primera Estructura) cuya forma fue codificada por *Chen Zhao Pi* (1893-1972) conserva el estilo primitivo *«con saltos y explosiones de fuerza»*.

La **nueva escuela Chen**, llamada *Xin Kia*, se inició a partir de *Chen Fa Ke* (1887-1957). Es la forma más marcial y se caracteriza por...

- Cambio continuo con flexiones.
- Acaba golpeando.
- El cuerpo debe ser como una esfera.
- Se usa la abertura y cierre del cuerpo.

Un paisano de *Yang Lu-Chan, Wu Yu-Xiang* (1812-1880) desarrolló la **escuela Wu-Hao**, llamada Xiao Kia (Pequeña Estructura) y conocida por *estilo Hao*, por haber sido popularizada por *Hao Wei-Zhen* (1849-1920). Se distingue por...

- Movimientos simples, rápidos y de corto alcance.
- Muchos ejecutados abriendo y cerrando los brazos.

La **escuela Wu**, llamada *Zong Kia* (Mediana Estructura) la popularizó *Wu Jianquan* (1870-1942), discípulo de *Yang Lu-Chan*. Se distingue por...

- Posturas moderadas.
- Movimientos naturales, flexibles, continuos, relajados y bien coordinados.

La **escuela Sun**, llamada *Huobu Kia* (Estructura de pasos vivos) la desarrolló un discípulo de *Hao Wei Zhen,* ya citado, llamado *Sun Lu-Tang* (1860-1932). Se distingue especialmente porque...

- Se basa en la esencia del *Bagua* (Pakua).
- Movimientos continuos hacia adelante y hacia atrás, rígidos y a veces sinuosos, ágiles y diestros, realizados a ritmo rápido con mucha acción de los pies.

Estas cinco escuelas, las más conocidas, tienen rasgos comunes:

1. El cuerpo se mueve de forma natural, ágil y flexible, con ...
- La columna vertebral siempre recta, y manteniendo una posición firme y segura.
- La respiración se coordina con el movimiento de brazos y piernas.
- Se combina el vigor con la suavidad.
- No hay inercia ni rigidez.

Son frases clásicas:
- *Anda con la tranquilidad de un gato.*
- *Empuja con la suavidad de quien deshila un capullo de seda.*
- *Muévete ágil y ligero, como las nubes en el cielo.*

2. La conciencia dirige el cuerpo, y la mente permanece tranquila y alerta.

- Tranquilidad y movimiento es lo mismo.

- La corrección se consigue con el entrenamiento físico, mental y respiratorio simultáneos.

- A más concentración, el movimiento es más seguro y regula mejor las funciones fisiológicas. Por esto es un ejercicio terapéutico.

3. Todo está coordinado...

- Los brazos, las manos y los ojos, se mueven como un todo, las piernas son la base, la cintura es un eje.

- El movimiento es continuo.

- Desde el inicio la postura es siempre de «semicuclillas».

A las escuelas citadas se ha añadido últimamente la **escuela de Wudang**. Es la búsqueda del estilo más primitivo de los monjes taoístas. La forma se desarrolla como un largo combate entre la serpiente y la grulla, como lo vio y codificó *Chang Sang-Feng*. La serie se caracteriza por:

-Los movimientos se realizan en posiciones altas o bajas, según se represente a uno u otro animal.

De todos estos estilos han salido los usados para las *competiciones,* codificados por el *Instituto para la Investigación y Desarrollo del Wushu Chino*. Competición es la forma moderna en que acaba cualquier ejercicio externo; para nosotros el verdadero Tai Chi es un entrenamiento interno, un arte de vivir y, en último caso, una competición con nosotros mismos para conseguir la serenidad, mantener la salud y aspirar a la longevidad; por tanto, nuestro Tai Chi, el de las otras escuelas, no tiene nada que ver con el de las competiciones.

Así en 1956, para universalizar este entrenamiento, un equipo de médicos y expertos en artes marciales y gimnasia, compendió una forma simplificada, la **Tabla de Pekín** reducida a 24 movimientos de la serie *Yang*, cuya divulgación ha conseguido extender la práctica a más del 80% de la población. La serie se desarrolla en 5 minutos, por lo que es bastante más rápida que la serie *Yang*. Se caracteriza por empezar por los movimientos más fáciles y acaba en los más difíciles. Una *forma de 42 movimientos*, compendio de movimientos de todas las escuelas indicadas, se ha codificado para facilitar el arbitraje en competiciones internacionales.

El Tai Chi –practicado en China por más del 80% de la población– parece que empezó a considerarse oficialmente cultura del pueblo cuando en los *Juegos Atléticos de Toda China* (Shanghai, 1935) practicaron 5.000 niños. Se le dio un reconocimiento universal y empezó a divulgarse por todo el mundo, desde que en los XI Juegos Olímpicos (Berlín, 1936) se hizo la primera exhibición multitudinaria en Occidente.

En este libro presento sólo la primera serie de 12 movimientos denominada «*La Tierra*», de la tabla tradicional de la escuela *Yang* –de 3 series de 80 movimientos– considerada esencial por los grandes maestros, y recomendada por médicos, pedagogos, entrenadores deportivos, profesores de danza, meditación..., que se practica en sólo 10 minutos, en muchos centros de rehabilitación, en escuelas, en talleres, almacenes y oficinas..., también antes de entrenamientos deportivos diversos, y hasta como preparación para facilitar la entrada en formas de meditación estática, e incluso antes de la práctica del *Yoga* y el *Zazen*.

8. El legendario Chang San-Feng

Después de meditar sobre el significado del duelo de la serpiente y la grulla –contado en la fábula 5– dicen que *Chang* modificó el estilo duro de *Shaolín*, desarrollando un estilo suave llamado *«Los 32 patrones del puño largo de Wudang»*, más tarde llamado simplemente *Tai Chi*. También se dice que una noche, en sueños, se lo sugirió el mítico *Emperador Negro*.

Dio más importancia a la forma interna (respiración abdominal, canalizar el *Chi*, visualizar) que a la forma externa (movimientos).

Parece que *Chang* se llamaba *Chuan Yi*, nacido en Yi-Chou (Manchuria). Se le conoció por *Chum-Po*, «Chang, el sucio» y, finalmente, por *Chang San-Feng* (Chang, Tres Picos).

Era un gigantón de gran cabeza, ojos redondos, nariz chata, orejas largas y barba sin recortar. Vestía de paja en todo tiempo. Comía cuando podía, con apetito, aunque nunca más de una vez cada 2 días; a veces ayunaba varias semanas. Caminaba dando enormes zancadas que le permitían recorrer 500 km en un solo día. Descansaba sin distinguir el día de la noche, ni una estación de otra. Siempre se le veía feliz, simpático y de buen humor. Sincero, abierto y espontáneo, procedía libremente, sin considerar quién le rodeaba. Tenía tal sensibilidad, capacidad de reflejos y buena vista, incluso de muy mayor, que, dicen, cogía flechas al vuelo con sus manos

Era como un profeta o un adivino. En una visita a la montaña de *Wudang* dijo que ésta llegaría a ser muy conocida.

La guerra destruyó casas y haciendas, y *Chang*, al conocer tal desgracia, las reconstruyó con sus discípulos.

Vivía en *Pachi*, cuando un día dijo a la gente: *«Voy a morir»*. Dejó sus escritos y se durmió. Le pusieron en una caja y lo enterraron.

Un tiempo después, habiéndose oído voces procedentes del lugar donde le habían dejado, decidieron desenterrar la caja y, al abrirla, *Chang* salió de ella por su propio pie y, sonriendo, regresó a las montañas de *Wudang* en *Hopei* –que tenían fama de ser hábitat de dioses y seres inmortales–. Ahí fundó una escuela para enseñar Tai Chi, meditación taoísta y técnicas de respiración.

El emperador *Tai-Chu* primero –antes de que enterraran a *Chang*– y también –unos 10 años después de su reaparición– el emperador *Yung-Lo*, le hicieron buscar por selvas y desiertos para obsequiarle con regalos e incienso, pero nunca consiguieron encontrarle.

Finalmente se cumplió la predicción de *Chang* respecto a la montaña *Wudang*. El emperador hizo construir allí un templo, y dio al lugar el nombre de *«Montaña sagrada de Tai-Ho»*.

El emperador *Ying Ching* –séptimo emperador Ming– en 1459 concedió a Chang el título de *«Inmortal Tung Wei»*.

Así fue cómo los objetivos del Tai Chi –fortalecer el cuerpo, alargar la vida con salud y adoptar una postura adecuada para una eficaz autodefensa– se consiguieron reunir en un solo ejercicio.

9. Esencia y símbolo del Tai Chi

La literatura-guía del Tai Chi que es el *Tao Te Ching* de *Lao Tse* (Dinastía Chou del Este, siglo VI a. de C.) y el *I Ching* –Oráculo del Cambio– atribuido al emperador *Fu Chi* (3.800 años a. de C.), aparece cuando el hombre se siente a sí mismo, y aprecia la necesidad de orientarse en su medio.

El Tai Chi ejemplifica el principio más sutil de la milenaria filosofía china denominada *Wu-Wei –la «No Acción», actuar sin forzar, moverse en sintonía con el flujo de la naturaleza–* que se comprende viendo la dinámica del agua *–lo suave y débil, vence lo rígido y duro; su curso es curvilíneo, como todo en el mundo biológico–.* En el Tai Chi no existe principio ni fin, como en el universo y también en nosotros mismos –universos en miniatura– donde todo es proceso, *cambio* constante.

Según el *I Ching*, el universo y todos los seres están formados por 2 elementos o fuerzas, representados por el *Yin* y el *Yang*. El *Yin* (negro) representa una fuerza negativa, pasiva, femenina, receptiva..., que produce oscuridad, frialdad, blandura, vacío, expansión, separación..., y simboliza el espacio, la tierra, la luna, el agua, la sombra, lo mojado, lo interior...; el *Yang* (blanco) representa una fuerza positiva, activa, masculina, penetrante..., que genera luz, calor, dureza, plenitud, contracción, unión..., y simboliza el tiempo, el cielo, el sol, el fuego, el lado iluminado de la montaña, lo seco, lo exterior...

El símbolo del Tai Chi, llamado *Yin-Yang* o diagrama del *Doble Pez* o de las *Dos gotas de Agua*, es un círculo que contiene las fuerzas *Yin* y *Yang*, representando el enlace y la fusión del flujo de movimiento en el mismo. Energías similares, complementarias, en contraste, se mueven a la vez. Dentro de la unidad, existe dualidad, polaridad. El símbolo es la síntesis del antagonismo y la alternan-

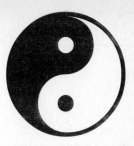

cia; el principio del movimiento, del equilibrio y la armonía. En Oriente se identifican con ese concepto dual; en Occidente, se identifican con una fuerza y rechazan la otra. Identificarse es desequilibrarse. El equilibrio se recupera actuando con la mente y el cuerpo unidos. El Tai Chi ayuda a encontrar el equilibrio; es tan *Yin* como *Yang*.

El practicante medita en este símbolo; su movimiento se basa en esta teoría, busca la dualidad en cada posición, une la parte *Yin* con la *Yang* sin detenerse por nada, al compás de la respiración, siempre al mismo ritmo. Busca permanentemente el equilibrio en el movimiento. En cualquier posición el pie que pisa el suelo –que tiene el peso del cuerpo– se considera *Yang*, el otro pie, liberado del peso, se considera *Yin*; la parte delantera del cuerpo se considera *Yin* y la trasera *Yang*.

Yin y *Yang* no son puros; cada uno tiene algo del otro. La sucesión de opuestos es gradual, uno aumenta mientras el otro disminuye, como el día y la noche; al amanecer, se produce un aumento de *Yang* y una disminución de *Yin*; al atardecer, un aumento de *Yin* y una disminución de *Yang*.

10. Entrenamiento psicofísico preventivo y terapéutico

Es una sucesión encadenada y continua de movimientos sencillos, elegantes, circulares, armoniosos, equilibrados e integrales del cuerpo,

- realizados *sin carácter competitivo,* mejor al amanecer y al aire libre, en forma relajada, lenta, suave, firme, estable, ágil y flexible,
- dirigidos por la mente atenta, concentrada,
- coordinados por la respiración natural nasal profunda, usando el diafragma y el abdomen,
- sin esfuerzo que origine cansancio, *desgaste cardíaco*, ni alternancias circulatorias o nerviosas,
- que facilita el desarrollo de una vida plena, sana, larga y feliz y una capacidad de autodefensa eficaz, *sin requerir capacidad especial alguna ni preparación previa a la práctica.*

Es un ejercicio de relajación dinámica, que activa la mente, mejora la personalidad, infunde confianza, optimismo, paz interior, serenidad, desarrolla la conciencia del cuerpo y, con ello, un alto sentido de la observación, aumenta el control emocional, la memoria, el grado de concentración mental; conduce a la mejora de la salud psicofísica restableciendo y conservando el equilibrio energético.

Ha sido experimentado y calificado como muy recomendable y sin *riesgos ni contraindicaciones*, por médicos, pedagogos, psico y fisioterapeutas, expertos en prácticas deportivas, artes marciales, gimnasia occidental, danza y meditación, para personas de toda edad, sexo, estado físico y dedicación.

11. Tabla original del Estilo Yang

Esta es la tabla de los 80 movimientos que figura en el manual *El Arte del Tai Chi-Chuan,* editado en China en 1925, escrito por *Cheng Wei-Ming,* al dictado de *Yang Cheng-Fu,* quien la difundió por todo el país, y es la base del Tai Chi moderno más conocido y practicado en todo el mundo.

太極拳祕要目錄

張貞人傳
太極拳源流
太極拳十要
太極拳式

太極起式　攬雀尾　單鞭　提手　白鶴亮翅　摟膝拗步　手揮琵琶
左右摟膝拗步　手揮琵琶　進步搬攔錘　如封似閉　十字手　抱虎歸
山　肘底看錘　左右倒攆猴　斜飛式　提手　白鶴亮翅　摟膝拗步
海底針　搧通臂　上步搬攔錘　攬雀尾　單鞭　左右拉手
單鞭　高探馬　左右分脚　轉身蹬脚　左右摟膝拗步　進步栽錘　翻
身白蛇吐信　上步搬攔錘　蹬脚　左右披身伏虎式　回身蹬脚　雙風
貫耳　左蹬脚　轉身蹬脚　上步搬攔錘　如封似閉　十字手　抱虎歸

山　斜單鞭　左右野馬分鬃　上步攬雀尾　單鞭　玉女穿梭　上步
雀尾　單鞭　扡手　單鞭下勢　金雞獨立　倒攆猴　斜飛勢　提手
白鶴亮翅　摟膝拗步　海底針　搧通臂　上步搬攔錘　上勢攬雀
雀尾　單鞭　扡手　單鞭　高探馬　十字腿　摟膝指膽錘　上勢攬雀
尾　單鞭下勢　上步七星　退步跨虎　轉脚擺蓮　彎弓射虎　上步搬
攔錘　如封似閉　十字手　合太極

12. Respiración fetal o fatal

El abdomen es el centro de producción de la *Energía Vital* y contiene los elementos principales encargados del buen funcionamiento del organismo; al menos un 70% de enfermedades generales, dan sintomatología abdominal.

La respiración abdominal, de origen fetal, produce el efecto de un masaje estimulador de las vísceras. El hombre fuerte, lo es por el vientre; toda atención, entrenamiento y pensamiento deben centrarse en él.

Practica sentado, erguido pero no rígido:

- *Sopla* hasta vaciar de aire tus pulmones y, luego, mantén la boca cerrada y el pecho inmóvil.

- *Contempla* cómo entra (*INSpiración*) el aire fresco por tu nariz; síguelo mentalmente hasta tu *Centro Vital*, situado 4 dedos por debajo del ombligo.

- *Contempla* como sale (*ESpiración*) el aire caliente por tu nariz, hasta sentir tus pulmones como vacíos.

Efectúa varias veces al día este entrenamiento de contar respiraciones durante 5 minutos; conseguirás el hábito de la respiración abdominal y reducirás la frecuencia respiratoria de 18 a 3 ciclos por minuto, que es la frecuencia ideal en la práctica del Tai Chi.

Pronto notarás cómo mejora tu postura, tu agilidad, tu digestión; cómo desaparecen los nervios en el estómago, el insomnio, la tensión general. Llegará la calma. Todo sin riesgo de daño, aunque no lo hagas correctamente. Otras técnicas más complejas no pueden hacer tanto por ti, y es peligroso ensayarlas sin un examen psicofísico previo y la dirección de un experto con responsabilidad.

13. El *Chi*

Según el *So Uenn* «*El Chi es una energía esencial, primitiva, origen de todos los elementos, que se integra en ellos*». Todo lo vivo tiene *Chi*. Es la vibración esencial de la vida, la base de todo lo que existe; es lo que anima toda asociación orgánica; es el fluido universal, la *esencia vital*; la energía vital que consumimos para movernos, que los japoneses llaman *Ki*, los hindúes *Prana* y los druidas *Éter*. El *Chi* es la energía respiratoria del Tai Chi.

El *Chi* procede de la respiración, la nutrición y, antes, procede de la herencia genética.

Según el *Nei Ching* «*El Chi es invisible e impalpable, pero cualquiera lo percibe*». Circula por el cuerpo humano de forma ininterrumpida, siempre en el mismo sentido, partiendo de los pulmones. Fluye por los canales de las membranas internas y tendones llamados *Meridianos* –líneas imaginarias como las geográficas del mismo nombre, también imaginarias, en que dividimos nuestro planeta–. Se almacena en el *Centro Vital*, punto ideal de equilibrio estático, situado 4 dedos por debajo del ombligo, algo por delante y al nivel del disco intervertebral entre la quinta lumbrar y la primera sacra, que los chinos llaman *Tantien* –*Tan* significa esencia vital purificada, *Tien*, lugar o campo; o sea *Campo de Energía*, depósito de fuerza vital–, los japoneses lo llaman *Hara*, y nosotros podemos decir simplemente que coincide con el centro de gravedad.

Sentir el *Chi* es «*estar injertado directamente en la vida*». La vida penetra en el cuerpo con el soplo, el aliento..., desciende al *Tantien* por la respiración, y desaparece al producirse la muerte. Se siente el *Chi* respirando; «*respirando desde los talones*» decía *Lao Tse*. Se siente el *Chi*, sin poner voluntad, sólo dejando hacer.

Si la circulación del *Chi* es equilibrada, puede decirse que estamos sanos física y mentalmente. El *Chi* está haciendo su función natural de regular la circulación sanguínea y el funcionamiento de los órganos, proteger y mantener el cuerpo caliente, asegurar la transformación del aire que respiramos y de los nutrientes que tomamos, y controlar los fluidos del cuerpo (sudor, saliva y orina); así tenemos defensas para resistir o rechazar ataques.

El *Chi* se desarrolla con la práctica diaria del Tai Chi. Primero *se entrena la mente* para que lo sienta circulando –el toma y cede, acompasado con el INSpira/ESpira. Luego *se localizan los puntos* del circuito de la energía, llamado «Pequeña Circulación»: *Tantien*, *Huiyin*/*Gao wang* (base del tronco de la mujer/hombre), *Ming men* («Raíz de la vida» cerca de la decimocuarta vértebra), *Ling tai* (homoplatos), *Yuzhen* (nuca), *Baihui* (coronilla), *Yintang* (frente), Shan zhong (plexo solar), *Tantien*. Finalmente *se sigue el circuito*, coincidiendo con la *INS*piración al ir desde el *Tantien* a la *coronilla* pasando por la *base del tronco*, y con la *ES*piración, al seguir hasta el *Tantien*. (Ver 30. Contempla tu respiración).

Practica sentado, tranquilo, cerrando los ojos.

Pon las manos en oración sin que las palmas se toquen. Haz pasar tu respiración por las palmas separándolas y acercándolas. *¡Ya notas el Chi!*

14. Salud es equilibrio energético

Según la milenaria medicina china –el *Nei Ching* (2.300 años a. de C.), método de diagnóstico y tratamiento– la energía, esencia de todo, su principio y fin, se forma de dos fuerzas en movimiento continuo, iguales, complementarias y opuestas a la vez (*Yin* y *Yang*) cuya mezcla desproporcionada configura el desequilibrio, la enfermedad. Así, cuando predomina el *Yang*, el cuerpo está caliente, los poros se cierran, se respira con ansiedad, como si faltara aire; la fiebre sube, la garganta se reseca, hay tensión e irritabilidad. Cuando el *Yin* y el *Yang* se separan, desaparece la energía vital, se extingue el aliento de la vida.

Nacemos con una carga de energía genética que se degrada circulando por el cuerpo; pero que, a su vez, éste renueva, tomándola de los alimentos (nutrición) y del aire (respiración).

Los principios activos de los alimentos se transforman en energía en los *órganos Yang* (intestinos, estómago, vejiga, vesícula biliar y triple recalentador) y se almacenan en los *Yin* (pulmón, bazo-páncreas, corazón, riñón, circulación-sexualidad, hígado). Los alimentos son *Yin* (vegetales) o *Yang* (carnes). El exceso de uno se equilibra con la toma del otro.

El oxígeno tomado del aire mediante la respiración, engendra energía. El aire aporta más elementos *Yin* en poblaciones del Norte y *Yang* en el Sur. Esto se compensa tomando alimentos del otro tipo.

La terapéutica oriental pretende hacer circular energía, sin detenciones que causan excesos en unos puntos y deficiencias en otros. Mediante la sedación o la estimulación de puntos determinados se recupera el equilibrio, la salud.

El dicho *«Más vale prevenir que curar»* se escucha mucho, pero pocos lo entienden y menos lo aplican –por ello están llenos los consultorios de la Seguridad Social, hospitales y centros llamados de salud, cuando deberían llamarse «de enfermedad»–; en las farmacias la gente hace cola para adquirir medicinas que recetan los médicos del *«pruebe esto y vuelva dentro de 7 días»*, y busca dietas saludables por todas partes, incluso por las librerías –claro que, cuando tienen el libro de las incompatibilidades, buscan la tabla y, a medio leer, lo dejan para hacer otra cosa–. En resumen: la gente no merece perdón.

Hace 2.600 años Lao Tse decía algo parecido en el *Tao Te Ching*: *«Al iniciarse un ataque, es fácil dominarlo. También es fácil reconducirlo antes de que se desarrollen los síntomas. Es fácil romper lo que aún es frágil: es fácil disolver lo que aún es pequeño. Gobierna las cosas antes de que el desorden se instale en ellas».* Igual que hoy, la gente olvidaba rápidamente las palabras juiciosas, los dolores, los enfermos... La gente siempre ha esperado la muerte sin pensar en ella, ha tomado mezclas de alimentos incompatibles, drogas que desequilibran la mente y el cuerpo, sin pensar en las consecuencias inmediatas, próximas o a largo plazo. La gente es así. Tu y yo, lector, que queremos cambiar, hemos de poner más de nuestra parte.

15. Movimiento lento, suave, relajado

Tai Chi es meditación en movimiento. Una buena imagen es el movimiento de la naturaleza: del aire, el agua, las plantas, los animales... En el Zazen, el meditador halla su *Centro* al sentarse; en el Hatha-Yoga, coloca su cuerpo en forma compacta para sentir dónde se halla. Son formas estáticas. El Tai Chi ayuda a encontrar el *Centro* en movimiento.

Cuando se desea la tranquilidad, es preciso que el movimiento se apacigüe; lentamente se alcanza un centramiento profundo. Si se suprime el movimiento aparece la tensión, la rigidez o, al menos, la confusión interior.

El movimiento continuo facilita la respiración consciente; su ritmo lento y suave conduce a un estado ideal de relajación y, a la vez, de disposición para toda acción eficaz.

El movimiento es señal de vitalidad: la sangre circulando, alimenta de oxígeno a más de 10 billones de neuronas. Si la *respiración es profunda*, la sangre rica en oxígeno, puede nutrirlas mejor; si es *superficial*, la sangre pobre en oxígeno, apenas las mal alimenta para que vegeten hasta su muerte.

El líquido sinovial, que lubrifica las articulaciones para evitar su deterioro, se produce sólo con el movimiento.

La inmovilidad es origen del dolor —de espalda, rodillas, pies, cuello, muslos y nalgas, brazos y cabeza— de un 85% de la humanidad.

Un cuerpo oxigenado, relajado y flexible, es un cuerpo sano y joven.

16. Ejercicio dirigido por la mente

La concentración domina y dirige la imaginación y los pensamientos. El control mental es el poder de apartar de ti imágenes y pensamientos no convenientes y conservar los convenientes.

En Oriente se dice: *La mente da forma a la vida*.

Los estados emotivos influyen en la salud, por ello una actitud serena y optimista ante la vida contribuye a su conservación; la inquietud y la angustia causan trastornos nerviosos. *Las preocupaciones empiezan pinchando como un alfiler y acaban hiriendo como una lanza*.

Para concentrarte debes limitar el pensamiento a un motivo concreto, en este ejercicio doble de moverte al ritmo de la respiración y respirar al ritmo del movimiento. Si deseas moverte y respirar bien, no puedes pensar en otra cosa; si, de pronto, admites otro motivo, modificas la secuencia o te detienes.

El Tai Chi es un ejercicio mental. La mente dirige la energía. El movimiento de tu energía es el movimiento del Tai Chi. Practicando, desarrollas una energía tranquila y fluida. Para hacer trabajar la mente, imagina que te mueves dentro del agua y, luego, dentro de aceite. Al moverte notarás la resistencia del líquido que te sostiene y se mueve contigo. Luego notarás como si el líquido estuviera dentro de ti, y como si te movieras por el movimiento del líquido y no por la acción de los músculos.

El poder de la concentración es enorme; puede hacerte triunfar en la vida. *No seas esclavo de las circunstancias, se dueño de tu mente, así serás dueño de tu propio destino*.

II
El Método Liang-Mo

17. De pie ante el espejo...

... yo me pregunto: ¿Este soy yo?

Me veo diferente de como me vi cuando me limpiaba los dientes, me lavaba las manos, me peinaba... Ahora me veo por primera vez sin artificios, sin disfraces, sin aparentar lo que no soy..., me veo más como realmente soy.

Me miro sin gafas y me veo con la cabeza ladeada y caída a un lado, mi pelo canoso, mi frente cada día más ancha y alta, mis arrugas horizontales en ella, y dos pliegues verticales entre las cejas; veo éstas con pelos que crecen y crecen, mis ojos pequeños y como tristes, mis ojeras, mi nariz de aletas anquilosadas, mis mejillas con dos pliegues oblicuos de la nariz a la boca; y veo ésta, más bien pequeña, de labios dibujados, dientes blanco-amarillentos y encías rosa claro, la barbilla redonda, con un pozo incipiente en el centro, las orejas con pelos, y el cuello más fino cada día, e inclinado a...; siento mi dolor de cervicales, mis hombros cayendo hacia delante, uno más bajo que otro, la espalda doliente en la zona de las vértebras lumbares, las rodillas, los dedos y las plantas de los pies.

¿Este soy yo? Soy yo, más que el otro de pelo recién peinado, afeitado apurado y masaje, camisa blanca, corbata, pantalones de pliegue perfecto y cinturón ajustado, americana con pañuelo, cartera llena de tarjetas, y llaves; ahora sin pitillera, ni encendedor, ni..., que olvidé un día sobre una mesa, para siempre. Este también soy yo, pero...

Haz este ejercicio, lector; escribe y di conmigo, en voz alta:... *¡Quiero cam... bi... a a a r r r !*

18. Tensión ¿dónde estás?

Siéntate en silla dura, hacia adelante, hasta *notar el peso en los pies*; el mismo peso en cada uno.

Estira la **columna vertebral** imaginándote *colgado del cielo por la coronilla*.

Incorpórate más, presionando con el dedo pulgar hacia el frente, la vértebra bajo la cintura.

Aprecia la **verticalidad**, el eje de simetría del cuerpo, la *Ley de la Gravedad* funcionando.

En esta postura, estable y cómoda –*postura óptima para descansar sentado*–, **busca tensiones**:

1. Suelta los **dedos** de manos y pies, tecleando.
2. Golpea las **pantorrillas**, los **muslos**, los **brazos** y **antebrazos** hasta soltarlos.
3. Cierra las **manos**; aprieta... y suelta lentamente.
4. Sube los **hombros**, más y más; llévalos atrás, más y más; suéltalos –no los bajes; caen solos.
5. Baja la cabeza, doblando el **cuello** adelante; desde abajo, gírala a la izquierda subiendo, hasta apuntar con la nariz al cielo, y regresa; haz lo mismo por la derecha; y cuélgate de nuevo por la coronilla.
6. Tensa la **mandíbula**, y suéltala lentamente.
7. Limpia los **labios** con ellos mismos, y **traga** saliva barriendo con la lengua el paladar hacia atrás.
8. Golpea repetidamente, a la vez, ambas aletas de la **nariz**, con el dedo índice correspondiente.
9. **Mira** tus pies; sube la mirada a la izquierda hasta ver el cielo y regresa; haz lo mismo a la derecha.
10. Peina las **cejas** de la nariz a las sienes, por encima y por debajo, con la base de los pulgares.
11. Peina tu **cabeza** de las patillas al cogote, con las uñas planas; no acariciando sino presionando.

19. Mi vida empieza a cambiar...

... cuando efectúo el ejercicio de *descubrir y deshacer tensiones*, varias veces al día...

- relajado,
- en forma lenta y suave, pero firme,
- inspirando al ir, espirando al regresar,
- repitiendo 3 veces cada micro-ejercicio,
- anotando las observaciones al final, para disponer de una estadística que facilite la solución de mis problemas.

Si NO lo hago así, estoy perdiendo el tiempo, mientras me voy degradando más y más cada día.

Apreciaré resultados de inmediato y empezará a cambiar mi vida de una vez y para siempre, si no he perdido la sensibilidad por todo hace años y, ahora, no me doy cuenta de nada, como muchos «muertos andantes» que veo por ahí.

Claro que si sigo...

- mirando frecuentemente el reloj, que aún llevo presionando mi muñeca,
- queriendo hacer más de lo que puedo física, mental y organizativamente,
- fumando y tomando excitantes,
- bebiendo alcohol y refrescantes comerciales,
- comiendo alimentos mal combinados,
- descansando sobre puntos geopáticos, donde hay electricidad estática, ruido..., sobre somier metálico, colchón de muelles, en postura no fetal..., y con todos los ingenios eléctricos y electrónicos inventados a mi alcance...

... ya sé que lo tengo mal, muy mal; y puedo decir más, por experiencia: lo tengo FATAL.

20. Vuelve a respirar como un bebé

«Respirar es vivir.» El bebé, al respirar por primera vez el aire-ambiente, respira abdominalmente, como fetalmente. El bebé vive plenamente; su respiración integral alienta a todas las demás funciones de su cuerpo.

Respirar usando como fuelle el diafragma y el abdomen es masajear continuamente el 70% de los sistemas del cuerpo; es el masaje por excelencia.

Hay 2 formas de respirar: bien o mal; *fetal o fatal*; aprovechar la capacidad pulmonar o sobrevivir.

La respiración es un proceso automático; respirar *conscientemente* no es un proceso natural, se hace para conseguir un objetivo determinado. En Hatha-Yoga se practica una respiración para conseguir efectos concretos; en Tai Chi se *contempla* la respiración natural, y se consigue el hábito de una respiración más profunda, más lenta; una respiración que alarga la vida con salud.

¡Practica!

Sentado como en 18, *contempla* tu respiración: Sopla, y sopla hasta vaciar tus pulmones; cierra la boca y notarás cómo el aire fresco entra por tu nariz y llena los pulmones hasta los últimos alvéolos, y tu abdomen se dilata, más y más, hasta que no entra más, y empieza a salir el caliente por la nariz; y sale y sale hasta acabarse, y vuelve a entrar por ella aire nuevo. Esto es un ciclo respiratorio completo.

Sigue contando ciclos durante 5 minutos; luego anota: día, hora, cantidad de respiraciones, y observaciones. Esta estadística te ayudará más que cualquier otra, en toda tu vida.

21. Escribe tu manual de Tai Chi

No empieces a leer este libro sin un lápiz y papel –hojas de, por ejemplo, el tamaño de este libro–. Con ellas formarás tu *Manual* (o fichero) *de Tai Chi*.

En él formarás tu estadística de análisis de tensiones (18) la de habituación a la respiración abdominal (20) y lo que vayas aprendiendo. También lo que quieras preguntar; incluso lo que leas en otros libros y lo que escuches en cualquier parte.

Si no escribes, tu proceso se hará más largo y, quizá, no llegues nunca a completarlo, o si lo completas, lo dejarás por algún motivo o sin él; todo el esfuerzo hecho será en vano: habremos perdido el tiempo, tú y yo, que escribo esto para ayudarte.

Al escribir, fijas ideas para recordar siempre; puedes consultar sin buscar más ni preguntar a nadie.

No escribas nada sin indicar día y hora, y quizá, lugar, persona, libro-página...

«El orden es la primera ley del Cielo.» Esta es una frase lapidaria, grabada en el frontispicio de la biblioteca nacional de Washington. No sé quien la dijo; probablemente ahí figure su nombre. Estoy convencido de que nada se puede hacer bien sin un orden adecuado; esto lo he practicado y comprobado toda mi vida y, por ello, te lo digo aquí.

No te perdones la vida, dejando para mañana lo que debes hacer ahora mismo; si lo dejas, pasará de ser una ocupación a ser una *pre-ocupación*, que no puedes permitirte: *Haz bien en cada momento lo que estás haciendo*; así no te preocupará su corrección en otro momento.

Escribir es eliminar preocupaciones.

22. Descansa echado

Ya sabes cómo descansar sentado (18); aprende ahora a descansar echado –postura que mantienes, al menos, durante un tercio de tu vida.

Si quieres meditar echado, sigue el consejo de *Teresa Berterach* en *El cuerpo tiene sus razones*.

¡Practica!

Échate en el suelo cara al cielo, sobre una alfombra, manta, o algo que te aísle de la humedad. Recoge tus piernas dobladas con los pies muy cerca del coxis; pon una pelota de tenis, bajo la vértebra más saliente de tu columna, por debajo de tu cintura –tu cuerpo estará sobre 2 trípodes: el inferior (pies y pelota) y el superior (pelota y hombros)–. Tu cabeza reposará en el suelo. Tus brazos algo abiertos y sueltos a los lados, y tus manos planas sobre el suelo.

Puedes contar respiraciones durante 5 minutos, como probaste en **20**. Después retira la pelota y experimentarás una sensación única: toda tu espalda toca el suelo; puedes contar todas tus vértebras.

Tiéndete en la cama...

... apoyándote en el lado derecho y en *posición fetal* –por supuesto, cama de *colchón* y *almohada* de fibras naturales sobre una madera plana y rígida, sobre pies o peana de madera– lejos de enchufes, líneas de electricidad y relojes con transformador (de números rojos); la almohada llena, de manera que, pisada por tu cabeza, ésta quede horizontal, de manera que no perjudique las vértebras cervicales.

Esta es la posición y las circunstancias para descansar bien.

23. Descansa de pie

La gente no sabe descansar de pie; se coloca en posturas inverosímiles, cuando es tan sencillo ponerse *«haciendo la columna»*.

Recuerdo lo que decía mi profesor de Ingeniería de la Construcción: *«Todo lo estático es estético. Todo lo estético es estático»*. Como aún creo que tenía razón, no comprendo por qué colocarse en formas antiestéticas e ir cambiando de pie para descansar la parte del cuerpo que he cansado antes.

¡Practica!

Como ya sabes colocar tu cuerpo *colgando del cielo por la coronilla*, no debería repetirlo aquí –es una postura permanente, tanto como lo es el efecto de la *Ley de la Gravedad*.

De pie, pon los *pies bajo las caderas*. ¡SÍ!, bajo las caderas; esta es la postura ideal, que llaman *«Postura del Supremo Infinito o del Vacío»*.

Libera tu tensión de hombros, haciendo el movimiento *«hombros arriba»* (18d): súbelos más y más, llévalos atrás más y más, y suéltalos (no los bajes).

No cargues un hombro con un bolso. Carga el bolso *en bandolera* o *como mochila*; así el peso se reparte por igual entre ambos pies, y el eje de simetría imaginario sigue pasando por el centro de gravedad del cuerpo bien derecho.

Aprecia el mismo peso en cada pie; así podrás estar horas sin cansarte ni moverte para nada.

Si no consigues habituarte a la postura de *«hacer la columna»*, francamente, a ti te pasa algo grave, y debes averiguar qué es. Detrás de esto hallarás problemas que te llevan por la calle de la amargura.

24. Reaprende a andar

Mira y admira la postura en que se pone un niño que empieza a andar: es una estructura perfecta, calculada respetando las leyes de la física; todas las partes de su cuerpo se colocan para moverse fácilmente y con seguridad. Algo así es lo que debemos hacer para andar bien al practicar Tai Chi.

¡Practica!

De pie en la postura ideal –*pies bajo las caderas, colgando del cielo por la coronilla; hombros en su lugar*– **piensa en mover tus rodillas** hacia la punta del respectivo pie –sólo para deshacer la tensión en que colocas normalmente las piernas–. Es la postura inicial del Tai Chi: *Postura del jinete.*

Cuando ocurra una *ESpiración*, adelanta más y más la rodilla derecha hacia la punta del pie derecho, hasta que la vertical de la rodilla caiga sobre ella; entonces el pie izquierdo quedará libre de peso.

- *INSpirando* adelanta el pie izquierdo, dando un paso corto al frente, hasta tocar el suelo con el talón; y

- *ESpirando* repite la acción –descrita para la rodilla derecha– adelantando más y más la rodilla izquierda hacia la punta del pie izquierdo; así, el peso del cuerpo pasa lentamente al talón, a la planta, y... a todo el pie izquierdo.

Repite el ciclo una y otra vez, lentamente, más lentamente –el doble–, más lentamente aún –el doble del doble–. Pasos cortos, al compás de la respiración, notando cómo el peso pasa de un pie a otro. Viviendo la *«Ley del paso-peso»*.

A este ejercicio le llamo *«paseo lento»*.

25. Refuerza tus rodillas

Después de la primera sesión de Tai Chi, hay asistentes que se quejan de *agujetas* –dolor muscular intenso en los gemelos– a pesar de no hacer más que movimientos lentos, suaves y relajados; notan agujetas como si hubieran jugado un partido de tenis o corrido 2 horas detrás de un autobús –después de una semana de no andar y pasarse el día sentado en la oficina–, como veo hacer a más de un vecino vestido con chandal y zapatillas de millonario.

Todo ejercicio de rodillas, hecho a partir de un tiempo de *«no hacer nada»* y, por tanto, con poco líquido sinovial –que engrasa los ejes– hace que oigamos el *crec-crec* característico –como en la canción de éxito del *Me llaman abandonao*– y, después, que notemos el dolor.

Yo he visto gente mayor recuperarse de rotura de cadera tan sólo haciendo lo que sigue.

¡Practica!

Después de practicar el *«paseo lento»* por un pasillo, al llegar a la puerta, toma las llaves, ábrela y sal a la escalera con ellas en la mano.

Sin apoyarte en la pared ni en la barandilla, realiza el mismo ejercicio anterior, pero, claro, levantando el pie izquierdo hasta la altura del primer escalón, luego el segundo, el tercero y el cuarto.

Esto es lo que cura, lo que refuerza, lo que consigue el milagro (?); pero esto SÍ: lentamente, más lentamente, más aún y más todavía; este es el secreto de la *«escalera-terapia»* –o como quiera llamarse– que cualquiera puede hacer sin prescripción médica, porque no tiene contraindicaciones.

26. Refuerza tus brazos

El Tai Chi es un movimiento de piernas y brazos, buen entrenamiento para evitar el cansancio.

¡Practica!

Conseguirás reforzar hombros, codos y muñecas al mismo tiempo si...

1. Pensando en los codos –al *INSpirar*– subes los brazos relajados hasta que hombros, codos y muñecas se hallen a la misma altura. Quedarás con los brazos formando una circunferencia horizontal. Deja caer las manos, como las hojas de un árbol en otoño. Al *ESpirar*, baja los brazos tan lentamente a los costados como al subir. Haz esto 10 veces.

2. Sube las manos pensando en las muñecas –*INSpirando*– hasta encajar una bola de aire, con la mano derecha arriba y la izquierda debajo; luego, deja que escapen oblicuamente –*ESpirando*– la derecha hacia abajo y la izquierda hacia arriba. Repite el ciclo, pero encajando con la izquierda arriba –*INSpirando*–; luego, deja que escapen oblicuamente –*ESpirando*– la izquierda hacia abajo y la derecha hacia arriba. Haz esto sin mover los pies otras 10 veces.

3. Extiende los brazos –con reserva– al frente subiéndolos, y recógelos dibujando el recorrido de media circunferencia, *INSpirando*; y luego, sin parar, extiéndelos de nuevo cerrando la circunferencia al frente *ESpirando*. *INSpirando*, recógelos de nuevo y repite este ciclo corto unas 10 veces.

A este último ejercicio, hecho en pareja, se le llama **Tui Shou-Tui Shou** (ver 45). Uno frente a otro –sin tocaros– hacéis el movimiento complementario; así, ambos, *reencontraréis el Centro*.

27. Reglas de oro del Tai Chi

Cuando hace 20 años estudié con una moviola los micromovimientos del Tai Chi del estilo *Yang* que practicaba mi maestro, descubrí bastantes *reglas del movimiento* –llamo así a principios enunciados por otros e indicaciones para aplicarlos bien–. Unas recordadas de mi viejo libro de *Física*, de otras fui consciente entonces, y algunas más coincidentes con las dictadas por grandes maestros.

Estas son 51 (56) reglas, tal como las interpreto. Di nombre a cada una para recordarlas. He marcado aquellas en que, pienso, coinciden los maestros.

27.1 Reglas de Grandes Maestros
Los 13 secretos de Wu Yu-Xiang

1. Pon atención a la *cintura*; en ella está la fuente de la vida. *(Regla de la Cintura. Yang-3)*
2. Pon atención al *peso*; el *Chi* fluye con gracia, si nada lo impide. *(Regla del Vacío/Lleno. Yang-4)*
3. Pon calma al movimiento, y movimiento a la calma. *(Regla de Quietud/Movimiento. Yang-10)*
4. Pon la *mente* y no la *fuerza* para guiar la *técnica*. *(Regla de la Mente y la Fuerza. Yang-6)*
5. Nota el *abdomen* cargado de *Chi* y poder. *(Regla del Abdomen)*
6. Pon la *cabeza* erguida; el cuerpo se relajará. *(Regla de la Cabeza)*
7. Pon la columna recta; así rebosará *espíritu*. *(Regla de la Vertical. Yang-1)*
8. Deja que los *movimientos* sean espontáneos. *(Regla de la Espontaneidad)*
9. Busca un *guía*; te hará experto. *(Regla del Guía)*

10. Toda *forma* es fácil. *(Regla de la Facilidad)*

11. La *mente* y la *energía* todo lo dominan. *(Regla del Dominio)*

12. Piensa en el *propósito* de la práctica. *(Regla del Propósito)*

13. Tai Chi es alcanzar la salud, la vitalidad y la longevidad. *(Regla del Objetivo)*

Los 10 principios esenciales de Yang Cheng-Fu

1. Con la *cabeza* colgada del cielo por la coronilla, mantendrás la energía en ella; la *sangre* y el *Chi* fluirán libres, y te hallarás ágil y vacío. *(Regla de la Vertical. Wu-7)*

2. Sube la *espalda* y baja el *pecho*; eso relaja, y el *Chi* baja al *Tantien*. *(Regla de la Espalda)*

3. Afloja la *cintura*; gobierna el cuerpo y da estabilidad y fuerza a tus pies. *(Regla de la Cintura. Wu-1)*

4. Distingue el vacío/lleno; notar el *peso* en los pies hace estable y ágil. *(Regla del Vacío/Lleno. Wu-2)*

5. Deja caer hombros y codos; así el cuerpo tiene fuerza y baja el *Chi*. *(Regla de Hombros/Codos)*

6. Usa la *mente* y no la *fuerza*. Sé «hierro» entre «algodones». La *fuerza* es propiedad de lo duro, muerto, inflexible; *energía* es una propiedad de lo blando, vivo y flexible. *(Regla de la Mente y la Fuerza. Wu-4)*

7. La *mente* manda, el *cuerpo* obedece. Entrenada consigue movimientos y actos espontáneos, ligeros y ágiles. *(Regla de la Mente y el Cuerpo)*

8. Coordina lo alto y lo bajo; la *fuerza* se inicia en los talones, se distribuye a través de las piernas, es controlada por la cintura y materializada por las manos; es ejecutada desde la columna vertebral. *(Regla de lo Alto/Bajo)*

9. Mueve el cuerpo de forma uniforme y continua a velocidad constante; sin interrupciones entre movimientos sucesivos. *(Regla de la Continuidad)*

10. Busca la calma en el movimiento lento; así se alarga la respiración y el *Chi* baja al *Tantien*. *(Regla de la Quietud/Movimiento. Wu-3)*

27.2 Reglas de un aprendiz

1. *Regla de los 3 elementos*: El Tai Chi tiene *formas*, mueve la *energía vital* y eleva el *espíritu*.

2. *Regla del Gran Vacío (El Tao):* Para unirte con el Supremo, alcanzar la Iluminación, debes transformar la *forma* en *energía,* la energía en *espíritu* y regresar el espíritu al Gran *Vacío*.

3. *Regla de los 5 Caracteres (de Li Yi-Yu, 1832-1892):* El Tai Chi es un arte interno con...
   - la *mente* tranquila –guía los movimientos,
   - el *cuerpo* ágil –el *Chi* fluye como una rueda,
   - la *energía* plena –la armonía respiratoria conecta todas las partes entre sí,
   - la *fuerza* completa –usa la del otro para moverle; y
   - el *espíritu* concentrado –así conseguirás energía abundante, lucidez, coordinación de movimientos y capacidad de distinguir entre lleno y vacío.

4. *Regla de los 4 Puntos Cardinales*: El movimiento empieza cara al *Norte* con giros al *Este* y al *Oeste*, y en el movimiento 12 se gira al *Sur*.

5. *Regla de los 5 Movimientos de las Piernas*: Avance, retroceso, paso a izquierda, paso a derecha y permanencia en el centro.

6. *Regla de los 8 Movimientos de las Manos:* Empuje, presión, extensión, repliegue, rechazo, codeo, inclinación, toma.

7. *Regla del Chi:* El *Chi* sigue a la mente.

8. *Regla del Silencio*: Muévete al compás de la respiración natural-silenciosa, en un ambiente adecuado. *El silencio es música*.

9. *Regla de las Posturas:* Toda postura debe dar aplomo, fuerza interna y lucidez.

10. *Regla de la Respiración*: INSpira y ESpira naturalmente por la nariz y usa el abdomen como fuelle.

11. *Regla de la Contemplación:* Contempla tu respiración, no la retengas; quedarías sin aliento.

12. *Regla del Globo*: Tu *abdomen* se hincha al subir durante la *INSpiración* y se deshincha al bajar durante la *ESpiración*.

13. *Regla del Vaivén*: A un ir o empujar –ESpirando– sucede un regresar, recoger o tirar –INSpirando–. Sigue el vaivén de la sierra de dos asas; así transformas o cedes energía.

14. *Regla del Empuja/Recoge*: Al empujar –ESpirando– sucede el recoger –INSpirando.

15. *Regla del Ritmo*: Muévete al compás de la respiración; así mantendrás el equilibrio, la armonía y un ritmo uniforme continuo.

16. *Regla de la Energía:* Muévela como devanas un capullo de seda y emítela como disparas una flecha.

17. *Regla de la Simetría*: Sé dos mitades idénticas.

18. *Regla de la Gravedad*: El centro natural de gravedad del cuerpo se sitúa en el *Tan Tien* –a cuatro dedos por debajo del ombligo.

19. *Regla de la Estabilidad o* el «*tentetieso*»: Bajar el centro de gravedad a los pies como el tentetieso. Mantener bajos el peso y el *Tan Tien*, da estabilidad.

20. *Regla de los Anillos*: Las manos se mueven trazando curvas (anillos) en el aire.
21. *Regla de la Mirada*: Mira al frente o sigue el movimiento de la extremidad protagonista.
22. *Regla de la Palanca*: El movimiento se basa en un punto de aplicación, la potencia y la resistencia.
23. *Regla del Paso del Gato:* Piensa en la rodilla, luego en el talón, después en la planta del pie.
24. *Regla del Paso-Peso*: A todo paso, sucede el peso; el peso se desplaza pensando en la rodilla.
25. *Regla del Peso:* El peso se nota en el pie que pisa el suelo como la raíz del árbol; ahí está la energía.
26. *Regla del Equilibrio Real:* Con el peso centrado en ambos pies, estable y tranquilo como una montaña, estás en equilibrio real.
27. *Regla del Giro:* Giro es el paso que, manteniendo la columna vertical para no perder el equilibrio, se inicia pensando en el talón (eje sin peso), luego en la dirección (un punto cardinal) y después en el peso.
28. *Regla del Pie derecho a derecha/Pie izquierdo a izquierda*: La línea imaginaria del pie adelantado no debe incidir en el pie atrasado; da desequilibrio.
29. *Regla de la Reserva*: No exageres nunca dando un paso largo, un avance de la rodilla más allá de la vertical de la punta del pie, o un empuje total.
30. *Regla del Cansancio*: Sentir cansancio es un aviso de error; el movimiento relajado descansa.
31. *Regla de Mínimos:* Todo movimiento se hará con el mínimo esfuerzo y el mínimo recorrido.
32. *Regla del buen Aprendizaje:* No aprendas un micromovimiento sin dominar el anterior.
33. *Regla de las tres Series:* «La Tierra» (movs. 1 al 12), «El Hombre» (13 al 43) y «El Cielo» (44 al 80).

28. Proceso de aprendizaje

El *Método Liang-Mo* original, se basa en...

Fichas-Movimiento, que describen, de cada uno, los *semiciclos* ilustrados por una o más *posturas* y, de cada una, la acción condensada en unas *palabras-guía*, indicadas debajo;

Tabla gráfica (póster) de todas las posturas, como en una cinta cinematográfica;

Sonocasete, del que se oye una sesión práctica grabada al ritmo respiratorio recomendable, indicando el acto **INS**pirar o **ES**pirar, el número y título de cada movimiento y las palabras-guía.

Usar este material es como practicar detrás del monitor: ver la postura en la tabla, oír su voz en el cassette y poder consultar detalles en las fichas.*

¡Practica!

1. Lee y asimila la parte descriptiva, para captar el espíritu del ejercicio, que no acaba en él, sino que sigue en todos los instantes del día.

2. Haz lo mismo con las interpretaciones gráficas.

3. Esta serie se compone de 28 ciclos respiratorios (28 **INS**piraciones alternadas con 28 **ES**piraciones).

Cada **INS**piración o **ES**piración es un semiciclo que se representa por una o más posturas gráficas.

4. Si deseas aprender con seguridad en poco tiempo, sigue el proceso, empezando por el primer semiciclo:

a. Lee la descripción de un semiciclo hasta comprender el texto, la figura y las palabras-guía.

b. Memoriza las palabras-guía.

c. Ensaya la acción, pronunciando al mismo tiempo

* Esta edición, por razones técnicas, no incluye el póster ni el casete, pero el lector puede solicitarlos al autor.

las palabras-guía, hasta conseguir ejecutarla con soltura y corrección –mejor delante de un espejo.

d. Ensaya la serie de semiciclos asimilada, siempre desde el primer movimiento, incorporándole el recién aprendido.

e. Asimilados los 3 primeros movimientos, ensaya la serie, escuchando la cara A del casete –si dispones de él– para acoplar el movimiento al ritmo recomendado. Te ayudará, tener a la vista la tabla gráfica ampliada –colocada cabeza abajo; así tu derecha y la de Taichinito coincidirán.

f. A partir de aquí, lee un nuevo semiciclo, memorízalo y ensáyalo hasta asimilarlo; luego practica toda la serie desde el principio hasta el incorporado a ella, escuchando el casete. Sigue así hasta completar toda la serie.

5. Cuando ya practiques con cierta corrección toda la serie, escuchando la cara A del casete...

a. Ensaya escuchando la cara B, manteniendo el póster a la vista por si lo necesitas.

b. Si llegas a un semiciclo en que dudas, para el casete, lee el texto y ensáyalo una y otra vez hasta corregir el fallo y asimilarlo; después conviene ensayar de nuevo con la cara A y, cuando te satisfaga, con la cara B; si hay dudas, repite de nuevo la rutina.

6. Cuando ya practiques con seguridad y corrección

- prueba a ensayar sin tabla gráfica,

- luego prescinde del casete, pero ten a la vista el reloj para comprobar si practicas al ritmo respiratorio recomendado. El inicio de cada movimiento debe ocurrir en los minutos siguientes:

Mov. 1/*min.* 0	4/2.50	7/4.10	10/6.10
2/0.30	5/3.20	8/4.40	11/6.50
3/1.50	6/3.50	9/5.40	12/7.40

7. Debes lentificar tu ritmo respiratorio. El ensayo que haces durante la preparación estática, te indicará si alcanzas el límite deseable.

Contemplándola durante la ejecución del ejercicio, **INS**pirando sin interrupción en el semiciclo **sc-I** y **ES**pirando en el **sc-E**, conseguirás conocer el grado de habituación al ritmo deseable; si no lo consigues, antes de ponerte tenso, ensaya a *respiración libre*.

No descuides la práctica de ejercicios respiratorios en postura estática; son imprescindibles para avanzar en el proceso de habituarte de nuevo a respirar abdominalmente. El hábito no se consigue en pocos ensayos; es necesario actuar con suavidad, continuidad, paciencia y convicción. Es necesario, en definitiva, querer cambiar de vida y disfrutar practicando.

Observa, escuchando el casete, que el límite de un semiciclo es el instante de iniciar el siguiente, al oír la voz INS o ESpirar.

8. Estudia tu propio movimiento: la colocación de las manos y sus dedos, de los pies y las rodillas; la mirada; la velocidad uniforme del movimiento integral del cuerpo; los círculos que trazas en el aire, y tantos otros motivos de perfeccionamiento que tu mismo encontrarás observando cuanto aquí se indica.

9. Practica al menos 5 minutos la respiración sentado y 10 minutos en movimiento.

Son momentos recomendables:

- al amanecer, cuando el aire es más limpio,
- antes de las comidas,
- antes de acostarse, hecha ya la digestión.

Varias sesiones diarias, aún cortas, resultan muy saludables.

10. Aunque pienses que ya practicas correctamente los primeros movimientos, te aconsejo que los leas de nuevo; aunque su redacción sea simple, debe ser bien interpretada.

Al comienzo, las explicaciones te irán capacitando sin apenas darte cuenta, para comprender bien lo que sigue. El lenguaje especial usado debe captarse desde el principio, de lo contrario, más adelante, no podrías comprender el significado original atribuido a cada caso. Esto podría sucederte sin darte cuenta de ello.

11. Es bueno que, para tu beneficio, te mentalices con las siguientes palabras, cuyo significado es el de cualidades que deberás aplicar al desarrollo del ejercicio y también al de muchas tareas diarias...

- atención, concentración, coordinación, relajación, serenidad, tranquilidad,
- elegancia, unidad, continuidad, armonía,
- equilibrio, estabilidad, firmeza, seguridad,
- suavidad, vigor suave, naturalidad,
- agilidad, ligereza, flexibilidad,
- lentitud uniforme, quietud en movimiento constante,
- paciencia, perseverancia, sensibilidad.

Hay sinónimos que utilizamos para expresar ideas diferentes. Todas ellas nos ayudan a mejorar nuestro comportamiento físico y mental.

12. Consejo final:

Asiste con alguna frecuencia a sesiones prácticas en grupo; así te perfeccionarás, prestando más atención a algunos nuevos detalles, y asimilarás mejor el espíritu del ejercicio, que tanto actúa en provecho de nuestro proceder diario.

29. Taichinito, tu monitor

Taichinito, en mi largo aprendizaje, me ayudó a memorizar el movimiento; ahora puede ayudarte también a ti. *Taichinito* es un niño chino que practica sintiendo el espíritu del movimiento; yo lo siento también practicando detrás de él. Veo su cabeza y sus extremidades –a veces, sólo parte de ellas–, su tronco es transparente –como de cristal–, así, concentrado en sólo detalles, aprendo más fácilmente.

(Ver *minipóster* en 58)

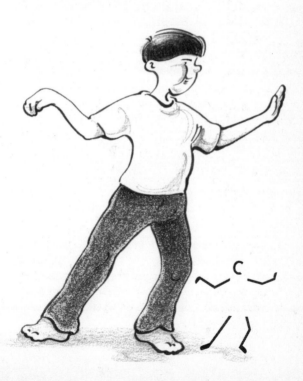

Taichinito te guiará en el diario entrenamiento, recordándote las posturas del maestro. Su figura, que ha sido reducida a las líneas imprescindibles, la completará tu imaginación; así se evita la distracción en lo superfluo.

Para una fácil interpretación, debes recordar...

1. El ejercicio *se inicia* cara al Norte o, lo que es igual –si nos imaginamos situados sobre el eje de agujas de un reloj–, cara al 12; a tu espalda se hallará el Sur –el 6–, a la derecha se hallará el Este –el 3– y a la izquierda se hallará el Oeste –el 9.

2. Cada *postura* representa el instante límite de un semiciclo respiratorio –el instante en que deja de salir aire caliente por la nariz y empieza a entrar aire fresco por ella; sin embargo, en unos pocos casos, para mayor claridad, su representación se hace con varias posturas sucesivas.

3. Cada *semiciclo se codifica* con el número del movimiento seguido de una letra, siempre a partir de la «A». Las posturas adicionales que representan un mismo semiciclo no se codifican.

4. Cada *semiciclo se define* por el acto respiratorio a efectuar, seguido del tiempo de duración aproximada del mismo en segundos (I-5, E-5 o I-10, E-10).

5. Las *palabras-guía* indicadas bajo cada postura recuerdan micromovimientos fundamentales a ejecutar para llegar a ella –estas son las palabras que se escuchan del casete.

6. *Abreviaciones* utilizadas en las *palabras-guía*

I/E ... INS/ESpirar,	O ... Círculo
D/Dº ... Derecha/o,	I/Iº ... Izquierda/o
pD/I ... paso a D/ paso a I	
giro 1/4, 2/4, 3/4... 90º, 180º, 270º	

7. Al indicar encaja, toma, lleva, devuelve, suelta, voltea..., nos referimos a una bola de energía –*bola del Chi*– que imaginamos tener entre las manos. No la vemos pero la notamos más y más cada día.

8. *Representamos...*

La ***cabeza***, cara al frente (Norte) mediante un óvalo blanco, cara al Sur, negro; mediante un semióvalo en forma de D sin palo, mirando al Este, y en forma de C, mirando al Oeste.

Los ***brazos*** completos (brazo, antebrazo y mano) si están delante, e incompletos (antebrazo y mano, o mano sola) si están detrás o en la misma línea.

Las ***manos***, siguen *relajadas* al antebrazo, palma arriba o abajo y, también, adoptan gestos propios (empujan al frente o al suelo, regresan como recogiendo, limpian las rodillas, sostienen el cielo, en puño normal, de «mono», en «pico de grulla»..., según se describen.

Las ***piernas***, completas (muslo, pierna y pie), significa que están delante, e incompletas (pierna y pie) significa que están detrás o en la misma línea –se tratan como los brazos.

Los ***pies***, se colocan planos, enraizados en el suelo, salvo otra indicación. Al dar un paso adelante, toca el suelo primero con el talón; al dar un paso atrás, hazlo con la punta del pie. El peso se nota sólo en ellos. El pie trasero, con respecto a la línea que marca el delantero, se hallará siempre al lado que le corresponde: si derecho, a la derecha de ella, si izquierdo, se hallará a la izquierda de la misma.

El ***tronco***, no se representa; se *imagina* como de cristal. A través de él se ven los brazos y las manos que, en otro caso, quedarían tapados por el mismo. De espaldas, significa estar cara al Sur; se distingue por la cabeza en negro y los pies «puntas al Sur».

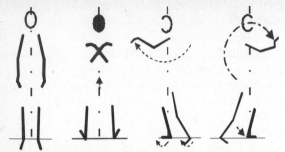

| Cara al N pies... en línea | Cara al S pies... en línea | Cara al Este brazos en... igual posición | Cara al Oeste Brazo y pie Dº delante |

9. El **recorrido de las extremidades**, se representa por una línea discontinua: *de guiones*, si lo efectúan ambas extremidades o sólo la Izquierda; *de punto y guión*, si sólo lo efectúa la Derecha.

10. El **cuerpo**, durante todo el ejercicio, se mantiene en posición de **piernas** *en reserva* o de «semicuclillas» –piernas sin tensión– con las **rodillas** algo avanzadas, sin sobrepasar la vertical sobre la punta del pie, en el caso más extremo; las **caderas**, imaginando 1/3 del peso del cuerpo por encima y unos 2/3 por debajo de ellas –como jinete sobre su caballo–; los **pies** empiezan situados bajo las caderas, luego, para moverte, se separan el largo de medio pie más –aprecia el peso del cuerpo en medio de la planta; mueve sólo el pie libre de peso, y sólo sobre *el talón como eje*–. Y...

- la **mirada**, al frente, cuando no contempla el gesto protagonista,

- la **cabeza** siempre colgada del cielo por la coronilla, y el **cuello** erguido; la **barbilla** adentro; la **boca** ni cerrada ni abierta, con la **lengua** tocando el paladar y los **dientes** sin apretar,

- el **pecho**, relajado –nunca saliente–,

- la **espalda**, levantada, lumbar hacia adelante, evitando que las nalgas salgan hacia afuera,

- el **abdomen**, suelto, siguiendo la respiración,

- la **cintura** –eje y apoyo del tronco– floja,

- los **glúteos**, contraídos,

- los **hombros** y **codos**, relajados,

- los **brazos**, sueltos, describen arcos de círculo, nunca se extienden totalmente (*en reserva*),

- las **manos**, sueltas, los **dedos** separados, algo doblados, salvo indicación expresa de un gesto concreto –puño, empujar, sostener, defensa...

11. Piensa que:

En el **bajo abdomen** se halla el *centro del equilibrio y la acción*; úsalo practicando la *respiración mágica china*, imprescindible para mantener el equilibrio en movimiento.

El **peso del cuerpo** se desplaza de un pie a otro; así, el **eje de gravedad** –vertical que pasa por el centro de gravedad del cuerpo en cada instante, y que puede verse en las figuras– se mueve del centro de un pie al del otro. Cuando la postura coincide con una figura simétrica, el peso cae entre ambos pies. El trazado del eje de gravedad facilita la determinación de la *postura-límite correcta* –la representada, que coincide con el cambio de la respiración INSpirar/ESpirar.

Al **avanzar un pie**, apoya lentamente primero el *talón*; al atrasarlo, apoya primero la *punta del pie*.

El **tronco**, sigue a brazos y piernas.

No uses la *inercia*, la *fuerza* ni la *rigidez*. Contrólalas mentalmente sin tensión; este ejercicio se diferencia de la gimnasia occidental, precisamente en que esfuerzo y tensión son incorrecciones, el movimiento es integral, ligereza y agilidad se adquieren practicando.

Cualquiera puede captar *los movimientos*; su asimilación y perfeccionamiento es lento. Se requiere entusiasmo, paciencia, constancia, suavidad y convicción.

12. ¡Practica!

Viste ropa ligera y holgada, calzado plano y flexible o, sobre suelo adecuado, pies descalzos.

En un *lugar* conocido, silencioso, en penumbra, preferible exterior, de atmósfera limpia, donde no seas interrumpido y dispongas de un espacio transitable de 2 x 2 o 4 m.

Una vez al día; al principio, aprendido el ejercicio, iníciate con una serie (10 minutos), más adelante, repítela una vez (20 minutos) y, más tarde, repítela 2 veces (30 minutos).

13. *Recuerda* estas condiciones:

- higiene mental y corporal,
 -tranquilidad interior y exterior,
- relajación total,
- respiración lenta y profunda,
- movimiento integral,
- punto de apoyo firme,
- concentración total en movimiento y respiración.

III
Estilo Yang, serie *«La Tierra»*

30. Contempla tu respiración

Antes de empezar relájate respirando de pie en posición estática.

Respira lenta, tranquila, suave, profunda y silenciosamente por la nariz, usando el diafragma y el abdomen, concentrándote en 12 puntos del cuerpo siguiendo con la mente un circuito imaginario...

Soplando, expulsa el aire residual de los pulmones.

INSpira siguiendo con la mente los puntos de la espalda desde la base del tronco hasta la coronilla.

ESpira –sin retención– bajando por la frente y el pecho hasta la base del tronco –sin esfuerzo.

¡Disfruta respirando!

Empieza ya, expulsando, primero, todo el aire residual posible, concentrándote **3** segundos en cada punto.

ESpira	>Centro vital >Base del tronco.
INSpira	>Sacro >Riñones >Homoplatos >Cuello >Nuca >Coronilla.
ESpira	>Frente >Bigote >Cuello >Pulmones... >Centro vital >Base del tronco

Repite 2 veces más *INSpira/ESpira*, concentrándote sólo **1** segundo en cada punto...

y luego comienza con el *Movimiento Inicial*...

... adelantando, primero, ambas rodillas para deshacer la tensión de la postura de pie.

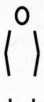

Relájate,
y respira . . .
siguiendo el circuito

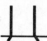

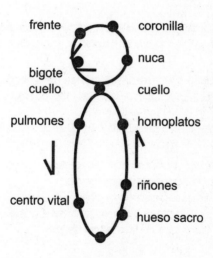

31. «Movimiento inicial – Norte»

1.A Situarse

INSpirando*, durante 5 segundos, desde la posición estática ideal *–pies bajo las caderas, cabeza colgada del cielo por la coronilla, y rodillas algo adelantadas–* avanza la rodilla derecha hacia la punta del pie derecho hasta apreciar el **peso** del cuerpo en él; desplaza el pie izquierdo *–libre de peso–* en **paso** lateral **a la izquierda**, hasta tocar el suelo con el talón *–NO la punta.*

1.B Equilibrarse

ESpirando*, durante 5 segundos, desplaza la mitad del peso del cuerpo al pie izquierdo asentado en el suelo, hasta apreciar el **equilibrio.**

1.C Los brazos suben

INSpirando, durante 10 segundos, sube los **brazos al frente,** hasta la altura de los hombros, dibujando un anillo horizontal, y dejando caer las manos por el frente.

1.D Adelantar rodillas

ESpirando, durante 10 segundos, avanza las rodillas **(flexión)** hacia la punta de los pies, mientras el trasero no vaya hacia atrás *–este es su límite.*

*Al INSpirar visualiza la energía cósmica que entra por la nariz;
al ESpirar visualiza la energía vital que sale del Tan-tien y se dirige a las puntas de los dedos.

68

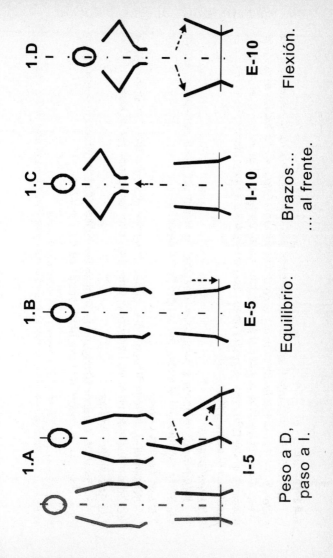

1.D   **1.C**   **1.B**   **1.A**

E-10   **I-10**   **E-5**   **I-5**

Flexión.   Brazos...
... al frente.   Equilibrio.   Peso a D,
paso a I.

32. «Acaricia la cola del pájaro»

2.A Encajar por la derecha

INSpirando, durante 10 segundos, desplaza tu **peso** al pie derecho, *y* **sube** la rodilla izquierda hasta colgar el pie sobre el otro, **incorporándote**; acerca la mano derecha al pecho *–palma abajo–* y baja la izquierda hasta ponerla bajo la otra *–palma arriba–* para **encajar** entre ambas la *«bola del Chi»* a la altura del Tan-Tien.

2.B Acariciar derecha

ESpirando, durante 10 segundos, desplaza el **pie izquierdo** y el peso a **izquierda**; a la vez que gira la *bola* a la derecha un cuarto y, entonces, **acaricia** *–la cola del pájaro–* con la mano derecha bajando *–en arco–* a la derecha y *–su cuello–* con la izquierda subiendo *–en arco–* a la izquierda.

2.C Encajar por la izquierda

INSpirando, durante 10 segundos, desplaza tu peso al pie izquierdo, *y* **sube** la rodilla derecha hasta colgar el pie sobre el otro; baja la mano izquierda a la altura del pecho, abatiéndola *–palma abajo–* y sube la derecha hasta ponerla bajo la otra *–palma arriba–*, y así **encaja**. *–Todo se hace como en 2.A, invertido.*

2.D Acariciar izquierda

ESpirando, durante 10 segundos, ejecuta 2.B invertido: **pie derecho** y peso **a derecha**, acaricia izquierda.

sigue > > >

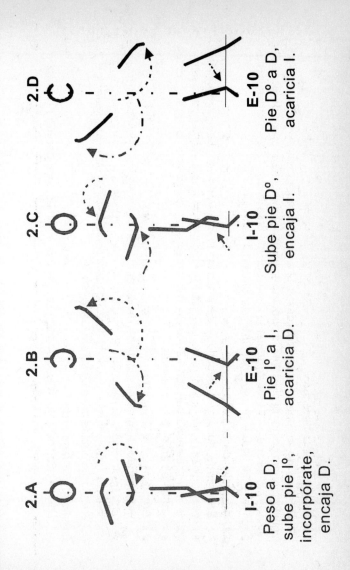

2.A

I-10
Peso a D,
sube pie Iº,
incorpórate,
encaja D.

2.B

E-10
Pie Iº a I,
acaricia D.

2.C

I-10
Sube pie Dº,
encaja I.

2.D

E-10
Pie Dº a D,
acaricia I.

71

2.E Tomar la bola de la derecha

INSpirando, durante 10 segundos, abate la mano derecha *–palma abajo–*, mientras colocas la izquierda bajo ella *–palma arriba-*; así, de nuevo, **toma** la *bola* de la derecha a la altura del pecho y **llévala** a la izquierda **volteando**. *–El peso del cuerpo se desplaza del pie derecho al izquierdo.*

2.F Devolverla a ... y soltarla en la derecha

ESpirando, durante 10 segundos, **devuelve** la *bola* a la derecha, sin voltearla, y **suéltala**; mientras el peso del cuerpo está en el pie izquierdo, gira el derecho, por el talón *–siempre–* un cuarto a la derecha (Este), desplaza tu peso a él y, luego, acomoda el otro pie atrás.

2.G Recoger brazos

INSpirando, durante 10 segundos, **recoge** los brazos en el pecho, subiendo en círculo vertical, desplazando tu peso al pie izquierdo atrás.

2.H Cerrar

ESpirando, durante 10 segundos, **extiende** los brazos al frente, cerrando el círculo por abajo, desplazando el peso al pie derecho delante.

72

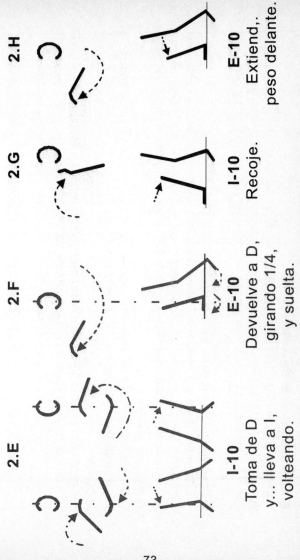

2.E

I-10
Toma de D
y... lleva a I,
volteando.

2.F

E-10
Devuelve a D,
girando 1/4,
y suelta.

2.G

I-10
Recoje.

2.H

E-10
Extiend,..
peso delante.

33. «La grulla pica – Látigo simple*»

3.A Manos arriba

INSpirando, durante 10 segundos, **gira** un cuarto el pie izquierdo, por el talón, a la izquierda (Norte), desplázale tu peso, luego acomoda el pie derecho y, finalmente, equilíbrate; mientras **recoges** horizontalmente las manos en los hombros y **abres** «en abanico» los antebrazos hasta la vertical.

3.B Puño de mono

ESpirando, durante 10 segundos, **baja** las manos a los lados, dibujando un gran círculo frontal-vertical, mientras la mano derecha se cierra en **«puño de mono»** –yemas de los dedos agrupadas– que, abajo, protege con la palma izquierda; mientras adelantas las rodillas (**flexión**) hasta quedar como «sentado».

3.C Sube el puño de mono

INSpirando, durante 10 segundos, **sube** el puño protegido, por el frente «en arco», hasta la altura de los hombros; mientras te incorporas, desplazando tu peso al pie derecho, y levantas la rodilla izquierda hasta colgar el pie sobre el otro.

sigue > > >

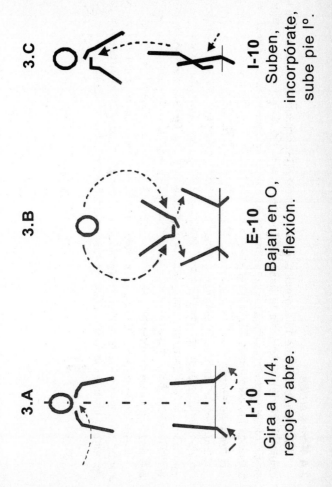

3.A

I-10
Gira a l 1/4,
recoje y abre.

3.B

E-10
Bajan en O,
flexión.

3.C

I-10
Suben,
incorpórate,
sube pie l°.

75

3.D Baja las manos abriendo

ESpirando, durante 10 segundos, **baja** las manos **abriendo** los brazos a los lados, manteniendo el equilibrio sobre el pie derecho.

3.E Recoge las manos en los hombros

INSpirando, durante 10 segundos, dibuja un círculo frontal-vertical con cada mano **subiendo** hasta la altura de los hombros, manteniendo el equilibrio sobre el pie derecho.

3.F Empuja y pica

ESpirando, durante 10 segundos, desplaza el pie **izquierdo a la izquierda**, y el peso; abre horizontalmente los brazos al frente y a los lados —*como nadando*— y, acaba colocando los brazos «en reserva» **(extensión)** con la mano izquierda empujando a tu izquierda, y la derecha en **«pico de grulla»** (dedo pulgar recogido bajo los demás agrupados) que baja.

*Traducción literal.

76

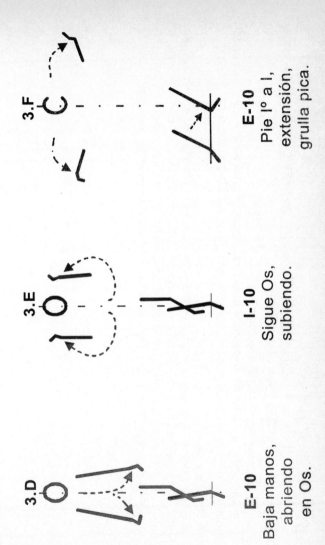

3.D

E-10
Baja manos,
abriendo
en Os.

3.E

I-10
Sigue Os,
subiendo.

3.F

E-10
Pie Iº a I,
extensión,
grulla pica.

34. «Defensa a derecha – Este»

4.A Gira al Este, manos arriba

INSpirando, durante 10 segundos, **gira** a la derecha un cuarto (**Este**) con el pie derecho y desplázale el peso, y acomoda el pie izquierdo atrás y desplázale el peso; mientras **subes** y recoges horizontalmente los antebrazos junto a los hombros, y abres *«en abanico»* los antebrazos hacia arriba hasta la vertical.

4.B Gran círculo

ESpirando, durante 10 segundos, **baja** las manos a los costados, dibujando un gran círculo frontal-vertical, adelantando la rodilla izquierda (**flexión**), para recogerlas a la altura de la derecha delante.

4.C Defensa derecha

INSpirando, durante 5 segundos, **sube** las manos *«en arco»* vertical al frente, adelantando la derecha hasta la altura de los hombros, seguida de la izquierda a la altura del codo de la otra; mientras te **incorporas** adelantando la rodilla derecha y desplazando el peso al pie derecho delante.

4.D Alzar la mano derecha

ESpirando, durante 5 segundos, **alza** la mano derecha **recogiendo** ambas en el pecho; mientras desplazas tu peso al pie izquierdo atrás.

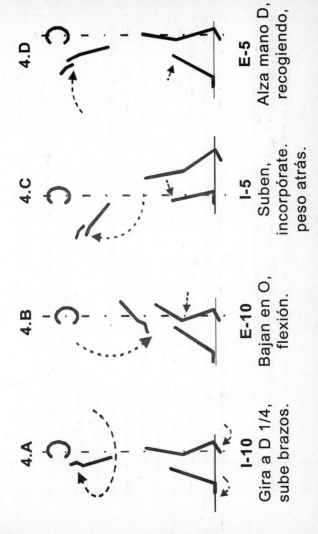

4.D

4.C

4.B

4.A

E-5
Alza mano D,
recogiendo.

I-5
Suben,
incorpórate,
peso atrás.

E-10
Bajan en O,
flexión.

I-10
Gira a D 1/4,
sube brazos.

35. «La cigüeña blanca abre las alas»

5.A Abre las alas al Este

INSpirando, durante 10 segundos, dibuja con la mano **derecha** seguida de la izquierda un anillo frontal-vertical alto a la derecha, que acaba tomando *la bola* con ambas; mientras adelantas la rodilla derecha, desplazando tu peso adelante.

5.B Baja las alas al Norte

ESpirando, durante 10 segundos, **baja** la bola a la izquierda *«en arco»*, adelantando las rodillas (**flexión**) y **gira** el pie izquierdo un cuarto a la izquierda (Norte), desplázale el peso, acomoda el pie derecho y equilíbrate —*quedando con la bola entre las manos a la altura del Tan-tien, como sentado.*

5.C Encaja al Oeste

INSpirando, durante 5 segundos, **incorpórate** regresando las rodillas a la posición «de pie» desplazando primero el peso a la derecha, luego **gira** el pie izquierdo liberado de peso a izquierda un cuarto (Oeste), desplázale el peso y acomoda el pie derecho atrás; mientras subes *la bola* **encajada** *«en arco»* hasta la altura del *Tan-tien*, con la mano derecha abajo.

5.D Sostener el cielo y empujar al suelo

ESpirando, en 5 segundos, **sube** la mano derecha hasta la altura del hombro —*quedando como sosteniendo el cielo* (**plato**)— y **baja** izquierda a la altura de la cadera —*quedando como empujando al suelo*— desplazando el peso al pie derecho atrás.

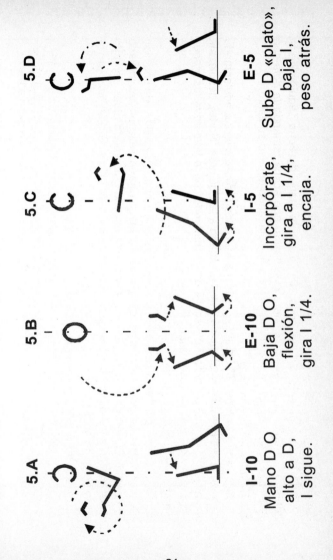

5.D

E-5
Sube D «plato»,
baja I,
peso atrás.

5.C

I-5
Incorpórate,
gira a I 1/4,
encaja.

5.B

E-10
Baja D O,
flexión,
gira I 1/4.

5.A

I-10
Mano D O
alto a D,
I sigue.

81

36. «Limpia las rodillas – Oeste»

6.A Limpia rodillas

INSpirando, durante 10 segundos, baja la mano derecha al frente, dibujando un gran círculo lateral-vertical pasando *«como limpiando»* la rodilla derecha, mientras adelantas ambas (**flexión**) y desplazas tu peso al pie izquierdo delante; y, a la vez, **subes** la mano izquierda hacia atrás, dibujando otro, hasta la vertical *–de forma que ambas lleguen a su destino a la vez «como nadando»–* ; luego, regresando las rodillas a la posición *«de pie»* (**incorporándote**) y desplazando el peso al pie derecho atrás, sigue el círculo de la mano derecha **subiendo** por atrás, y baja la izquierda, siguiendo su círculo por delante, pasando *«como limpiando»* la rodilla izquierda que, libre de peso, se **levanta**. *–Quedarás en equilibrio sobre el pie derecho atrás.*

6.B Empuja

ESpirando, durante 10 segundos, pisa el suelo en **paso** adelante con el pie izquierdo, desplaza el peso a él; mientras cierras el círculo de la mano derecha *–como empujando al frente–* y el de la mano izquierda en la cadera izquierda *–como* **empujando** al suelo.

82

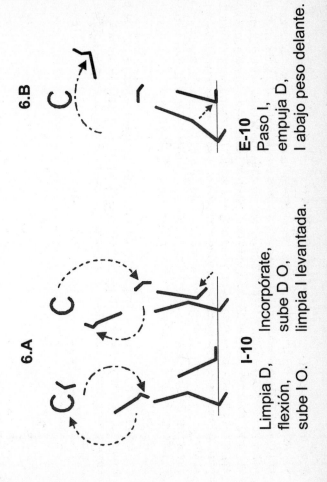

6.A

6.B

I-10
Limpia D,
flexión,
sube I O.

Incorpórate,
sube D O,
limpia I levantada.

E-10
Paso I,
empuja D,
I abajo peso delante.

83

7.A Toma la bola

INSpirando, durante 10 segundos, desplaza más **peso** al pie izquierdo, delante y **sube** el derecho hacia atrás —*quedarás un instante en equilibrio sobre el izquierdo*— a la vez que **toma** del frente *la bola* a la altura del *Tan-tien*, con la mano derecha encima; **sube** *la bola* dibujando con ella un gran **círculo** lateral-vertical subiendo hacia **atrás** hasta arriba, desplazando tu peso al pie derecho atrás.

7.B Sigue el círculo

ESpirando, durante 10 segundos, sigue el círculo **bajando** hacia atrás-abajo, adelantando la rodilla derecha.

7.C Defensa izquierda

INSpirando, durante 5 segundos, **sube** las manos *«en arco»* vertical al frente, adelantando la mano izquierda hasta la altura de los hombros, seguida de la derecha junto al codo, adelantando la rodilla izquierda (**incorporándote**) y desplazando el peso al pie izquierdo, delante.

7.D Tocar el laúd

ESpirando, durante 5 segundos, **recoge** las manos en el pecho, con la izquierda alzada; mientras desplazas tu peso al pie derecho atrás —*quedando como tocando el laúd cara al Oeste*.

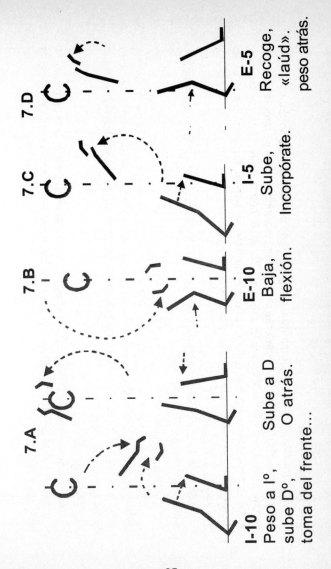

7.D

E-5
Recoge,
«laúd».
peso atrás.

7.C

I-5
Sube,
Incorpórate.

7.B

E-10
Baja,
flexión.

7.A

Sube a D
O atrás.

I-10
Peso a Iº,
sube Dº.
toma del frente...

38. «Limpia rodillas – Pasos entrelazados»

Primera fase

8.A Limpia cara al Oeste

INSpirando, en 5 segundos, **baja las manos** cruzando el pecho, y **limpia** con cada una la rodilla correspondiente —*la izquierda levantada en paso sobre su huella.*

8.B Empuja al Oeste

ESpirando, en 5 segundos, pisa el suelo con el pie izquierdo y desplázale tu **peso**, a la vez que subes por atrás la mano derecha, dibujando un círculo vertical-lateral y **empujas** al frente —Oeste—, mientras la izquierda llega a la cadera de su costado y **empuja** al suelo.

Segunda fase

8.C Limpia cara al Este

INSpirando, en 5 segs, gira un cuarto el pie derecho a la derecha, y desplázale tu peso, a la vez que cada mano **limpia** la rodilla de su lado —la derecha bajando—; acomoda el pie izquierdo atrás y desplázale el **peso**; levanta el pie derecho dibujando un círculo vertical —*en falso paso hacia atrás*— imitado por la mano derecha.

8.D Empuja al Este con la palma izquierda

ESpirando, en 5 segundos pisa con el pie derecho su propia huella y desplázale el **peso** —Este— mientras la mano izquierda, que sube «*en arco*», **empuja** al frente, y la derecha **empuja** al suelo a la altura de la cadera.

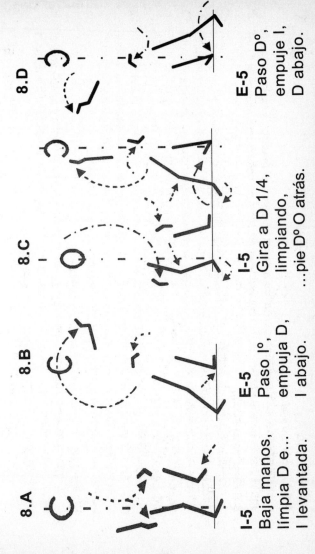

8.D

8.C

8.B

8.A

E-5
Paso D°,
empuje I,
D abajo.

I-5
Gira a D 1/4,
limpiando,
...pie D° O atrás.

E-5
Paso I°,
empuja D,
I abajo.

I-5
Baja manos,
límpia D e...
I levantada.

Tercera fase

8.E Da pasos entrelazados

INSpirando, durante 5 segundos, **recoge** en el hombro derecho la mano izquierda que baja en círculo frontal, dando un **paso** al frente con el pie izquierdo –punta al Sureste– y desplaza tu **peso** a él; la mano derecha **limpia** la rodilla derecha, y sube por atrás en círculo lateral-vertical, mientras el pie derecho da un **paso** lateral al frente.

8.F Empuja al Este con la palma derecha

ESpirando, durante 5 segundos, desplaza el **peso** al pie derecho delante, a la vez que levanta y **limpia** la rodilla izquierda con la mano izquierda; da el **paso** con el pie izquierdo y llévale tu **peso**, mientras la mano derecha **empuja** al frente, y la izquierda llega a su costado y empuja el suelo a la altura de la cadera.

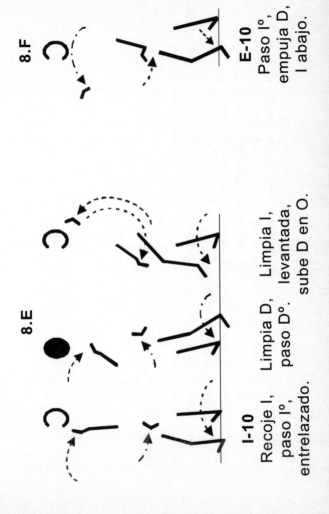

8.F

E-10
Paso Iº,
empuja D,
I abajo.

8.E

I-10
Recoje I,
paso Iº,
entrelazado.

Limpia D,
paso Dº.

Limpia I,
levantada,
sube D en O.

89

39. «Toca el laúd – Este»

9.A Toma la bola

INSpirando, durante 10 segundos, desplaza más **peso** al pie izquierdo, delante, y **sube** el derecho hacia atrás –*quedarás un instante en equilibrio sobre el izquierdo*– a la vez que **toma** del frente *la bola* a la altura del *Tan-tien*, con la mano derecha encima; **sube** *la bola* dibujando con ella un gran **círculo** lateral-vertical subiendo hacia **atrás** hasta arriba, desplazando tu peso al pie derecho atrás.

9.B Sigue el círculo

ESpirando, durante 10 segundos, sigue el círculo **bajando** hacia atrás-abajo, adelantando la rodilla derecha.

9.C Defensa izquierda

INSpirando, durante 5 segundos, **sube** las manos *«en arco»* vertical al frente, adelantando la mano izquierda hasta la altura de los hombros, seguida de la derecha junto al codo, adelantando la rodilla izquierda (**incorporándote**) y desplazando el peso al pie izquierdo, delante.

9.D Tocar el laúd

ESpirando, durante 5 segundos, **recoge** las manos en el pecho, con la izquierda alzada; mientras desplazas tu peso al pie derecho atrás –*quedando como tocando el laúd cara al Este*.

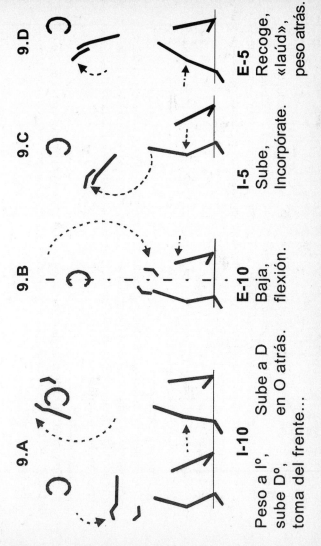

9.A

9.B

9.C

9.D

I-10 — Peso a Iº, sube Dº, toma del frente...   Sube a D en O atrás.

E-10 — Baja, flexión.

I-5 — Sube, Incorpórate.

E-5 — Recoge, «laúd», peso atrás.

40. «Avanza, desvía, esquiva..., golpea»

10.A Avanza-desvía

INSpirando, durante 10 segundos, **gira** a la izquierda el pie izquierdo, y desplázale el peso y, a la vez, forma el **puño derecho** bajo la axila izquierda; da un **paso** al frente con el pie derecho —punta al Noreste— desplázale el peso y, con la **mano izquierda**, dibuja un círculo vertical-frontal **subiendo** desde el hombro derecho hasta la vertical —*como limpiando un espejo*—, desplazando el **peso** al pie izquierdo **atrás.**

10.B Esquiva

ESpirando, durante 10 segundos, **baja** a la izquierda siguiendo el círculo, a la vez que adelantas las rodillas (**flexión**) desplazando el peso al pie izquierdo atrás, para dibujar el círculo perfecto.

10.C Gira

INSpirando, durante 10 segundos, **sube** el puño derecho guardado por la palma izquierda, mientras gira el pie derecho a derecha y, regresando las rodillas (**incorpórate**), desplaza tu peso a él.

10.D Golpea

ESpirando, durante 10 segundos, da un **paso** al frente con el pie izquierdo y desplaza a él tu peso, mientras adelantas *«en arco»* el **puño** derecho protegido por la **palma** izquierda hasta la altura de los hombros.

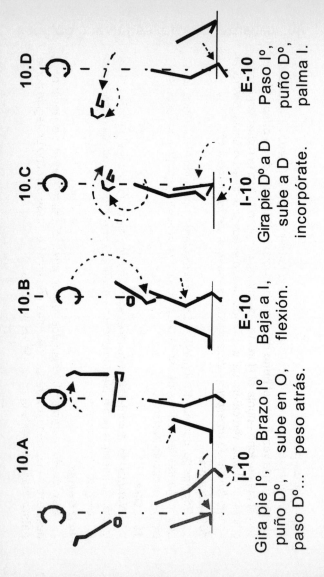

10.D

E-10
Paso Iº,
puño Dº,
palma I.

10.C

I-10
Gira pie Dº a D
sube a D
incorpórate.

10.B

E-10
Baja a I,
flexión.

10.A

Brazo Iº
sube en O,
peso atrás.

I-10
Gira pie Iº,
puño Dº,
paso Dº...

41. «Empuja de cerca – Este»

11.A Recoge 1°
INSpirando, durante 5 segundos, abre las manos, mira las **palmas arriba** y recógelas en círculo hacia el rostro subiendo, desplazando el peso al pie derecho atrás.

11.B Empuja 1°
ESpirando, durante 5 segundos, sigue el círculo bajando «como **empujando**», desplazando tu peso al pie izquierdo delante.

11.C Recoge 2°
INSpirando, durante 5 segundos, sigue el círculo «como **recogiendo**», desplazando tu peso al pie derecho atrás.

11.D Empuja 2°
ESpirando, durante 5 segundos (repite 11.B).

11.E Recoge 3°
INSpirando, durante 5 segundos (repite 11.C).

11.F Empuja 3°
ESpirando, durante 5 segundos (repite 11.B).

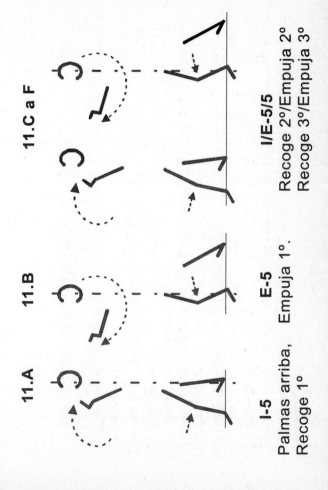

11.A · 11.B · 11.C a F

I-5
Palmas arriba,
Recoge 1°

E-5 Empuja 1°.

I/E-5/5
Recoge 2°/Empuja 2°
Recoge 3°/Empuja 3°

95

42. «Cruza las manos» – Sur»

12.A Manos arriba

INSpirando, durante 10 segundos, **gira** a derecha un cuarto* (Sur) sobre el talón derecho y desplázale el peso, acomoda el pie izquierdo y desplázale peso hasta «*el equilibrio*»; eso, mientras **subes** los brazos hasta que las manos quedan arriba a la altura de los ojos.

12.B Gran círculo

ESpirando, durante 10 segundos, **baja** las manos a los costados, dibujando un gran **círculo** frontal-vertical, adelantando las rodillas (**flexión**).

12.C Brazos cruzados

INSpirando, durante 10 segundos, **sube** las manos con las muñecas **cruzadas** –*dibujando un arco vertical*– hasta la altura de los hombros –*palmas cara al rostro; la derecha delante*–; eso, mientras las rodillas vuelven a su posición normal (**incorpórate**).

12.D Descanso

ESpirando, en 10 segundos, **baja las manos** a los costados, desplazando tu peso al pie izquierdo, y regresa el **pie derecho** a la izquierda –*a su posición inicial*– y peso hasta «el equilibrio»; **descansa.**

* La serie acaba cara al Sur para seguir con la siguiente «El Hombre»; si quieres acabar cara al Norte, como empezaste, haz un giro de 3/4, en 2 tiempos, en lugar del giro de 1/4.

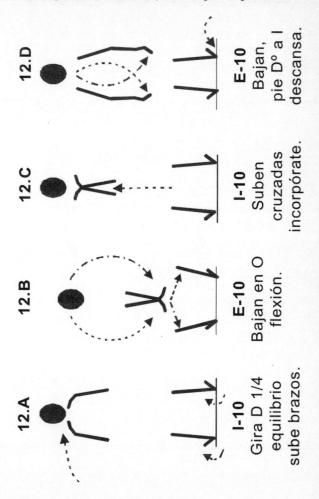

12.D

E-10
Bajan, pie Dº a I descansa.

12.C

I-10
Suben cruzadas incorpórate.

12.B

E-10
Bajan en O flexión.

12.A

I-10
Gira D 1/4 equilibrio sube brazos.

43. Las *series* y los *tramos*

Este libro pretende sólo iniciar al necesitado y al previsor; así, igual que no inicias el aprendizaje de un semiciclo respiratorio hasta no haber asimilado los anteriores, tampoco pienses en otra serie si no practicas –*vives*– con cierta perfección la anterior.

Series

Son sucesiones consecutivas de movimientos, al final de las cuales se puede optar por seguir con la siguiente o finalizar el entrenamiento.

En el estilo Yang-B, tradicionalmente, son tres:

- *La Tierra*, la primera: movimientos 1 al 12,
- *El Hombre*, la segunda: movimientos 13 al 43, y
- *El Cielo*, la tercera: movimientos 44 al 80.

Los movimientos 12, 43 y 80 son el mismo.

Tramos

Son secciones de serie establecidas para facilitar el aprendizaje, limitando el objetivo.

Cuadro de series y tramos

	Movimientos		Tramos	Series
inicio	a efectuar	total	nº movs	
cara a		nuevos	inicio	
N	1 a 12	11	1º	1ª Tierra
S	13 a 23	7	2º* 1, 2	2ª Hombre
S	24 a 34	5	3º* 1, 2	
S	35 a 43	2	4º 1, 2, 3	
N	44 a 56	4	5º* 1, 2, 3	3º Cielo
S	57 a 68	0	6º* 1, 2, 3	
S	69 a 80	8	7º 1, 2, 3	
	Total ...	37 movimientos diferentes		

* Tramo y ejercicio acaban encadenando al último movimiento el 11 y el 12, si no coincide con él.

IV
Experimenta

44. Practica sentado

Es posible y necesario entrenar sentado; y no sólo sentado*, también echado. Muchos incapacitados practican así, y enfermos encamados, también. Yo enseño a practicar, primero, sentado porque hace más fácil el aprendizaje; dejar, para luego, el movimiento de cintura para abajo. Así hago la primera parte de una sesión; el aprendiz fija en su memoria el movimiento de cintura para arriba y, luego, de pie, aprende fácilmente el movimiento de piernas. *Practica así:*

1. Descansa sentado. Ya sabes hacerlo.
2. Sitúa las piernas cómodamente sosteniendo la mitad del peso del cuerpo.
3. Analiza tensiones.
4. Cuenta respiraciones.
5. Contempla tu respiración.

Inicia el movimiento.

«Los codos suben adelante» (1)

«Encaja la bola» (2)

«Acaricia la cola»

«Toma y mueve la bola»

«Recoge los brazos»

«Dibuja anillos»

«Haz la grulla» (3)

«Defensa derecha» (4)

«Haz la cigüeña» (5)

«Limpia las rodillas» (6)

«Defensa izquierda» (7)

Hasta aquí todo va bien y es bastante, como preparación para ensayar el movimiento.

* *Es recomendable usar una silla-reclinatorio.*

45. Haz anillos en el aire – *Tui sho*

Si ya dominas la forma completa, puedes ensayar el *Tui sho-Tui sho* –*manos empujando*–. Es un proceso de dar y recibir energía de forma continua, moviéndose *en Yin-Yang*. Un movimiento en pareja, en el que uno refleja la tensión del otro, uno se ve a sí mismo al mirarse en el espejo: el otro.

¡Practica!

Poneros uno frente al otro en la posición de empujar (movimiento 11); el pie izquierdo de ambos delante, uno junto al otro, sin tocarse; las palmas de las manos verticales –dedos arriba–, apenas tocándose. De pronto, uno avanza hacia el otro, empujando, el otro retrocede; así, entre ambos, dibujan un *anillo vertical* en el aire. Mientras empujas, estás haciendo el efecto *Yang,* y el otro, que recibe, hace el efecto *Yin*; cada uno hace el complementario. La energía que cedes al otro, luego la recuperas. Al principio las manos se tocan; luego se separan un poco, y así siguen sin parar.

También se pueden hacer anillos verticales a la derecha o a la izquierda, e incluso anillos horizontales, y dobles anillos –quiero decir: dibujar ochos (8)– siempre sobre un área marcada por los pies.

Así se libera la tensión. Es eficaz cuando una pareja está al borde del enfado. Si tienen voluntad de acuerdo, así se relajan cediendo y recibiendo energía. Ambas mentes buscan una solución aceptable, quizá ingeniosa. Después de esto, ¿cómo puede seguir el enfado, cuando ambos han recibido de y dado energía al otro? Hay solución; seguro. Si hoy no surge, mañana volverá a salir el sol para ambos.

46. Si ya conoces la forma

He reescrito este libro en el campo. Vivo ahí, tratando de demostrarme a mí mismo lo poco que necesito para vivir feliz «desenchufado» de casi todo. Llevo 18 años estudiando el diseño de hábitats ecológico-económico-sostenibles para la autosuficiencia. Para aprender, experimento y escribo para gente de todo el mundo que se entiende en castellano. Muchos, como yo, en los 5 continentes, hacen lo mismo en otros idiomas. Llegué a esto pasando por el Tai Chi; otros llegaron a pensar en eco*Cultura* –nombre que doy a la sabiduría que trato de compilar– por otros caminos.

Vivo en el campo. Ningún ser humano se mueve a mi alrededor en un radio de menos de 300 metros. Me encuentro cercado por el bosque, habitado por infinidad de seres que viven ignorándome –como mucha gente–, todos cumplen correctamente su cometido –la Ley de la Naturaleza–, aprovechan lo que hay y, con ello, tienen bastante.

Llevo días tratando de descubrir el instante en que amanece, en que, cada noche, cae la primera gota de lluvia en el bosque, en que el viento empieza o deja de soplar o cambia de dirección, en que cae un hoja de una rama de un árbol, en que germina una semilla, crece un tallo, se abre una flor, el instante en el que un fruto maduro cae, el instante en que un pájaro gorgojea, el instante...

Esto sucede en mi entorno más próximo, pero hay otro entorno más próximo todavía: mi propio cuerpo. Contemplar su movimiento es meditar, es Tai Chi. *Si ya conoces la forma: ¡Medita!*

47. Mi caso puede ayudarte

Cuando cumplí 44 inviernos, al amanecer, saliendo de la ducha, de regreso al dormitorio, en el pasillo, tuve *mi primer ataque* de lumbago. Me dejé caer y, plano en el suelo, noté un gran dolor en la cintura y gran dificultad respiratoria; no sabía lo que me pasaba: me creí morir. Después de un largo rato en el suelo, como desmayado, me hallé, también en el suelo, al lado de mi cama, sobre una alfombra. Permanecí así tres días y sus noches sin moverme. Doliente, con los ojos cerrados, contaba segundos. Al amanecer del cuarto día, mi subconsciente me dijo: *¡Muévete!*

Recogí los pies y los dejé caer lentamente a la derecha; su peso obligó a la cadera izquierda a girar la cintura a la derecha –como una rueda, entonces de acero– y, ella, al resto del cuerpo hasta la posición fetal sobre el costado derecho, con la cabeza apoyada en la almohada. Así quedé dormido, por primera vez en tres días. Desperté por la noche, cuando se disponía la cena en el comedor.

El olor de la sopa de tomillo, el hambre de cuatro días, la postura adecuada y la decisión de levantarme, consiguieron que, acercando mi mano izquierda al hombro derecho, y usando ésta como punto de apoyo, forzara el alzamiento de la cabeza y el tórax, con ayuda del codo derecho que los sostenía. Así me incorporé conscientemente por primera vez en mi vida, y así lo hago, desde entonces, aunque nada me duela. Había descubierto una aplicación de la *Ley de la Palanca*, en el movimiento adecuado del cuerpo humano.

Pero una cosa es aguantarse semiacostado, otra sentarse en el suelo, y otra más, ponerse de pie. Acerqué mi pie izquierdo a la rodilla derecha, hasta conseguir otro punto de apoyo; con él y la mano izquierda –a la que debía, junto con el codo derecho, la situación– conseguí incorporarme hasta quedar sentado, con un tercer punto de apoyo efectivo: la mano derecha.

Con este trípode, pude adelantar la cabeza, y con ella, el cuerpo, hacia la mano izquierda, junto a la cual giraba la rodilla derecha que iba cargando parte del peso, al mismo tiempo que la izquierda atrás giraba y cargaba otra parte, y me permitía adelantar y apoyar la mano izquierda, para encontrarme de «cuatro patas». Un nuevo trípode –las dos manos y la rodilla derecha– me permitieron adelantar el pie izquierdo al lado de ella y, un último trípode –las dos manos y el pie izquierdo– me permitieron liberar el peso sobre la rodilla derecha y levantar el pie derecho hasta descansarlo junto al otro e incorporarme hasta ponerme de pie.

Todo esto es lo que hago; lo que hago siempre que me siento y/o realizo ejercicios en el suelo.

Así comenzó mi **andadura de dolores** permanentes, más o menos soportables, durante dos años y medio, buscando soluciones. Practicaba todo lo que me aconsejaban; hacía *Hatha-Yoga*, *Zen* y un sinfín de técnicas más o menos científicas. Lo hice casi todo menos entrar en el quirófano, hasta que encontré a un amigo que me aconsejó que fuera a ver a un hombre que regentaba el primer restaurante chino que se instaló en Barcelona. Visité al chino; él me dio la solución, ahora hace más de 21 años.

El chino, para mí, fue *mi maestro*, y por tal lo tuve, aunque él nunca ha querido serlo de nadie, y dijera y diga: «*Yo practico; ustedes aprenden*». Y era verdad: nunca dijo cómo debía poner las manos o los pies, ni cómo dar los pasos. Lo hacía y basta; tal como lo aprendió en China. Así lo ha practicado por aquí desde los años sesenta –siempre siguiendo lo dicho por *Yang Cheng-Fu* en el libro citado, editado en 1925, que él trajo de China, y del que reaprendió la práctica.

Después de ocurrir lo que se explica en las primeras páginas, para aprender más y mejor, me propuse ayudar a otros que necesitaran, como yo, practicar Tai Chi. Organicé sesiones de iniciación.

Han pasado 21 años. He entrenado a *personas* de todas las edades, capacidades e intereses. Antes aceptaba a la gente sin preguntar; ahora sólo acepto a quienes quieren cambiar de vida –así como lo digo–. Claro que hay pocos que hablen sinceramente, y los que dicen querer cambiar, luego no ponen los medios y, finalmente, renuncian. Yo ya estaba prevenido por *Lao Tse,* que decía: «*Mis palabras son fáciles de entender y muy fáciles de practicar, pero pocos las escuchan y menos las practican*».

En **la primera sesión** trato de conocer al aprendiz; así sé qué puedo esperar de él, y qué lenguaje entiende. Le pregunto por qué quiere hacer Tai Chi. Miro su figura y le digo lo que pienso, para que empiece a corregirlo. Le digo cómo puede aprender a respirar como un bebé, corregir sus posturas, descansar sentado, de pie y tendido; cómo analizar sus tensiones y librarse de ellas. Basta una sesión de una hora.

Una semana después, el aprendiz viene desconocido; es otro: se sienta correctamente, está satisfecho de lo que ha hecho esos siete días. Le pregunto por dudas, y trato de aclararlas. Después le digo cómo debe andar, cómo ha de moverse de forma natural, armónica y equilibrada; le digo qué ejercicios ha de hacer andando y subiendo escaleras. Luego ensayamos el primer movimiento.

En la *tercera sesión*, compruebo que todo lo anterior funcione bien y practique con la frecuencia y corrección esperada. Ensayamos el primer movimiento hasta la perfección, y el segundo sentados, después del análisis de tensiones.

En la *cuarta sesión* ensayamos el primero y el segundo sentados y de pie hasta la perfección; por supuesto después del análisis de tensiones.

En *sesiones siguientes* procedo con el mismo plan, añadiendo uno, dos y hasta tres movimientos nuevos, según la facilidad del aprendiz.

En la *décima sesión* la mayor parte de los aprendices practican con cierta corrección hasta once movimientos.

En las dos *sesiones siguientes* el aprendiz conoce bien todos los movimientos, la mayoría a la perfección.

Con frecuencia organizamos *sesiones especiales* para practicantes; llamamos así a los que, seguidas las 12 sesiones practican con bastante corrección: que han asimilado el movimiento y ya respiran de forma habitual abdominalmente. Entonces tratamos de alcanzar cierta perfección y aprendemos a vivir el Tai Chi.

48. Pictogramar es practicar Tai Chi

No sé si a trazar pictogramas, se le llama pictogramar; pero a mí me gusta decirlo así, y así lo digo, y la gente me entiende, y esto me basta.

Pictogramar es hacer Tai Chi; si uno no está relajado y preparado para dibujar anillos, difícilmente trazará pictogramas. Sobre papel de arroz, nada puede hacer un excitado por el café, el tabaco, el alcohol o la cola, demasiada proteína o determinadas palabras e ideas; la presión del pincel mojado sobre el papel, lo agujereará o apenas lo marcará.

Primero, de pie, preparo la tinta. Mojo la piedra y, luego, muevo suave, vertical y circularmente la pastilla sobre la piedra mojada; todo mi cuerpo está en movimiento a partir de mi mano.

Después, tomo el pincel —el pincel de bambú; redondo y hueco, por tanto—. El bambú y la mano vacíos retienen la energía. Tomo el pincel con la mano vacía,

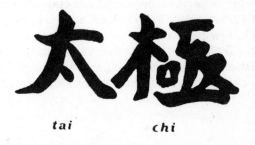

tai   chi

relajada, como en «*pico de grulla*». Con el antebrazo descansando sobre la mesa, muevo el pincel sobre la tinta circularmente y haciéndolo rodar al mismo tiempo, hasta que todos sus pelos forman un cuerpo mojado que acaba en una punta bien centrada –donde tengo puesto mi pensamiento.

Así empiezo a encontrar la tranquilidad. Huelo la tinta, aprecio su color, su brillo, su densidad; todo lo demás no existe en mi pensamiento...; lentamente me voy centrando.

Una vez está todo preparado, pongo el pincel en posición vertical –como mi columna– y dibujo un círculo horizontal en el aire; un círculo vacío. Me acerco al papel y pienso: ¡Qué blanco es! Parece el cielo, la nieve, el agua, una nube... Esto es el *Yin*; el *Yang* es lo demás: mi cuerpo, el brazo, la mano, el mismo pincel, y el negro de la tinta sobre el papel. El movimiento hace que el pincel se acerque al papel y lo moje trazando el pictograma.

Pongo el pincel sobre el punto del papel en que voy a iniciar el trazo –donde tengo puesto ahora mi pensamiento– y pinto un anillo grande como el mismo papel y, luego, un ocho inscrito por un lado, y otro vertical a éste.

Cuando practico el movimiento Tai Chi, imagino que mi columna vertebral es el pincel y mis pies su punta mojada; así, yo pienso que *estoy practicando caligrafía sobre el suelo*; y cuando trazo pictogramas con el pincel, yo pienso que *estoy practicando Tai Chi sobre el papel*.

Esto, tan admirable, lo aprendí del maestro *Al Chung-liang Huang*, a quien le gusta enseñar Tai Chi a partir de la caligrafía.

49. Valora el *Chi* del Feng Shui

En el diseño de paisajes y hábitats saludables, estudio el *movimiento del Chi* para que quien los habita tenga buena suerte y tranquilidad. Pedir consejo a un geomante sobre el lugar donde uno quiere vivir toda su vida, evita errores, que se pagan con la ruina, enfermedades y hasta con la muerte.

Igual que, se cree, el *Chi* circula por el cuerpo humano a través de unos canales de energía llamados meridianos, lo hace también por entre diversas formas de la tierra, y por las calles de la ciudad.

El *Chi* circula formando ondas y espirales; fluye y refluye como las mareas cada día, estación y año. El *YangChi* fluye ascendiendo; es una fuerza creciente, más activa por la mañana y durante la primavera y el verano. El *YinChi* fluye descendiendo; se forma en lugares estancados, y es más activo por la tarde y durante el otoño y el invierno.

Las plantas crecen mejor donde se acumula el *Chi*: en la orilla de un estanque, en el margen del bosque, donde hay más luz, y a lo largo de un seto mixto, donde se forma un ecosistema soporte de la vida silvestre. Con la deforestación, se han formado áreas abiertas, rápidamente erosionadas, con ventoleras que dispersan el *Chi*; donde se mueve deprisa, antes de que pueda acumularse. También las estructuras lo desvían de su vía natural. Antes de formar muros, setos o estructuras diversas, has de ver cómo se moverá la energía a su alrededor.

El *Chi* fluye por el agua en movimiento; así, en un estanque, debemos promover un flujo de aire sobre y a través de plantas emergentes.

50. Nútrete mejor, saboreando

Practicantes de diversos deportes, incluso de artes marciales, no cuidan su alimentación.

Después de la respiración abdominal, nutrirnos es lo más importante; es permitir que los nutrientes bien digeridos pasen fácilmente a la sangre. *«Una buena digestión es la mejor nutrición»*, dicen. Para digerir bien, debemos combinar correctamente los alimentos; luego, masticarlos y masticarlos, saborearlos y saborearlos. Siempre que sean alimentos de sanidad garantizada; y, mejor aún, cultivados o, al menos, controlado su cultivo por nosotros mismos.

Eso de las buenas combinaciones depende de las *enzimas* (catalizadores orgánicos). Cada una actúa sobre un grupo de substancias y en una etapa de la digestión. La saliva, el jugo del estómago, el páncreas y los intestinos contienen *enzimas*.

La digestión empieza en la boca, donde actúa la «ptialina» de la saliva en medio alcalino; en el estómago, primero se digieren las proteínas con la «pepsina» en medio ácido, después, en los intestinos, se rompen los péptidos y se forman aminoácidos que pasan a la sangre como nutrientes de células.

Yo te invito a tomar la fruta y los lácticos siempre solos –lácticos predigeridos, claro–, las féculas o las proteínas con las verduras, pero *nunca las féculas con las proteínas*. Si tomas una comida con sal, no tomes nada dulce a la vez; si tomas una comida dulce, no tomes nada salado en ella. Por supuesto, mejor quedarse con hambre. Y nada de excitantes para acabar, ni químicos para aligerar la digestión.

Comer con palillos, saboreando, es hacer Tai Chi.

V
En resumen

51. Habla el maestro *Yang Cheng-Fu*

El Principio (*Li*), el *Chi* y la Forma (*Hsiang*) son el origen del Tai-Chi. El Principio regula lo inmutable, el *Chi* es *Yin* y *Yang*, y la Forma está modelada de acuerdo con el Gran Final del *I Ching* y *Los 8 trigramas*. La esencia del Tai-Chi es la regulación del movimiento y la quietud.

Para practicar bien, debes:

1. Hundir los hombros y bajar los codos.
2. Bajar el pecho y subir la espalda.
3. Dejar al *Chi* hundirse en el *Tantien*.
4. Tener la energía en la coronilla, ligera y sensible.
5. Relajar la cintura y las caderas.
6. Distinguir lo lleno y lo vacío.
7. Coordinar el arriba y el abajo.
8. Usar la mente y no la fuerza.
9. Armonizar lo interno y lo externo.
10. Conectar la mente y el *Chi*.
11. Buscar la calma en el movimiento.
12. Unificar movimiento y calma.
13. Mantener una postura erguida y equilibrada.

Las aplicaciones de autodefensa sólo pueden ensayarse cuando uno es experto en la forma.

No añadas ni suprimas posturas a la forma.

El Tai-Chi no se ideó para defenderte de rufianes –aunque permite vencer al oponente con su propio impulso–; *Chang San-Feng* pensó este arte marcial blando como ayuda para conservar la salud.

Practica al levantarte y antes de acostarte; así facilitarás el progreso de tu habilidad.

* Una interpretación del texto de introducción del libro *Principios completos y aplicaciones del Tai-Chi-Chuan* (1934).

52. Secretos del Tai Chi (del autor)

I

Sólo.
Vestido holgado.
Postura. Silencio.
Olvido del tiempo,
la gente, el lugar.
Consciente.
Ahuyento tensiones.
Fijo la mente
en el **Centro vital.**

El aire fresco,
por la nariz, al entrar,
trae la energía,
que vida, me da.
Silencioso. Lento.
Se filtra. Se templa.
Humedece.
Fluye en los pulmones.
Oxigena la sangre,
al pasar.

A un tiempo,
mi **abdomen** flexible,
se da.
Percibo en el Centro,
energía, llegar.
Luego, se contrae.
El aire viciado-caliente, se
va.

Contemplo que vivo.
Inmóvil respiro.
Disfruto. No más.

II

De pronto, **me muevo**.
Me muevo al compás,
del aire que viene,
del aire que va.

La mente serena,
atenta, dispuesta,
recuerda al instante.
El cambio, se da.

Desplazo **mi peso**.
(Las olas del mar).
Como si flotara,
me siento, al andar.

Las manos,
como nubes, se mueven.
Trazan anillos en el aire.
Acarician figuras
con gran suavidad.

Gozoso.
La sangre circula.
Siento el cuerpo
ligero, flexible,
y más natural.

Contemplo que vivo.
Me muevo. Respiro.
Disfruto. No más.

53. El arte de vivir

Asimilada la serie de movimientos, empieza el disfrute de la *meditación en movimiento*. Yo digo siempre que la filosofía del Tai Chi es el *arte de vivir feliz cada instante, aquí ahora*; el pasado no puede ser corregido en este instante, y el porvenir, porque no ha llegado todavía, tampoco puede realizarse. Tai Chi es tener una sola ocupación en cada instante, *ocupación* a la que se le dedica todo poder; nunca una *pre-ocupación* –preocuparse es ocuparse antes del instante en que es oportuno hacerlo.

Mientras practico la serie, estoy ocupado pensando atentamente en cada instante lo que hago; así no puede penetrar en mi mente otro pensamiento –como ocurre cuando practico una forma estática de relajación–, no puede distraerme un ruido, un olor, un color, una luz...; de repente el movimiento se detendría, quedaría interrumpida la cadena de movimientos memorizada con el entrenamiento.

Quienes tienen dificultades para concentrarse en la vida diaria, e incluso los practicantes de otras disciplinas, recurren a la práctica del Tai Chi, antes de iniciarlas. El movimiento acompasado con la respiración obliga a mantener en cada instante una atención absoluta en ambas actividades coordinadas inseparables.

Tai Chi es meditación, a la vez que arte marcial, danza y gimnasia sin tensión..., y además *acupuntura*; en todo instante se están reequilibrando todos los puntos del cuerpo; así la práctica facilita el mantenimiento de un cuerpo y una mente sanos: *se vive feliz*.

54. Medita en *El Tao*

Siéntate sobre las rodillas y el zafú (cojín para la práctica del *Zazen*) colgado del cielo por la coronilla; cuenta hasta 10 respiraciones contemplando el aire fresco que entra por tu nariz y el aire caliente que sale luego por ella; lee un párrafo, cierra los ojos y medita...

XI   Treinta radios convergen
en el cubo de una rueda,
y es de su vacío del que depende
la utilidad del carro.
De la vasija de arcilla,
es del vacío que depende su utilidad.
Abrimos puertas y ventanas,
es del vacío que depende su utilidad.
El ser consigue ganancia,
el no ser, ofrece utilidad.

XXIII   Hablar poco es propio de la Naturaleza.
El viento fuerte no sopla toda la mañana.
La lluvia torrencial no cae todo el día.
¿Donde está su origen?
Si el Cielo y la Tierra
no pueden hacer que duren mucho,
¿no ocurrirá lo mismo en el hombre?

XXIV   Quien se pone de puntillas,
no se mantiene de pie.
Quien se exhibe, no destaca,
quien se ensalza, carece de méritos,
quien se enaltece, no dura mucho tiempo.

XXVI   Lo pesado es raíz de lo ligero;
La quietud es señora de la agitación.
Por eso, el virtuoso vigila.

XL   El movimiento del Tao
es transformación de opuestos.
El Tao se manifiesta en la debilidad.
Las cosas del mundo nacen del ser,
el ser nace del no-ser.

XLIII   Lo más débil del mundo
cabalga sobre lo más fuerte.
El no-ser penetra donde no existe vacío.
Ahí veo ventajas de la no-acción.
Nada se puede comparar
a educar sin palabras,
a las ventajas de la no-acción.

XLVII   Sin salir de casa conoces el mundo.
Sin mirar por la ventana
se conocen las leyes de la Naturaleza.
Cuanto más lejos se va, menos se aprende.
Por eso el sabio sabe sin ir,
conoce sin ver,
hace la obra sin actuar.

LXIV   Lo estable es fácil de controlar;
mientras no cambia es fácil planear.
Lo frágil es fácil de romper,
lo pequeño es fácil de dispersar.
Actúa antes de que suceda,
Pon orden antes de que llegue el caos.
El árbol que no puedes abrazar,
nació de una pequeña semilla.
Una azotea a nueve pisos de altura,
se formó a partir de un capazo de tierra,
un viaje de mil leguas empieza en un paso.
El que actúa puede fracasar,
quien se agarra a algo puede perderlo.
Por eso el sabio no actúa;

así no puede fracasar.
No se agarra a nada,
así nada puede perder.
La gente echa a perder las cosas,
cuando está a punto de completarlas.
Por esto se dice:
Cuida tanto el final como al principio,
así no fracasarás.
Por eso el sabio desea no desear nada,
no valora lo difícil de obtener;
aprende a no aprender nada,
y vuelve a lo que otros dejan;
promueve el curso natural de los seres,
pero no se atreve a actuar.

LXXI En saber que no sabes, está la perfección.
En no saber que no sabes, está el error.
El sabio no padece este mal,
reconoce el defecto,
por ello no lo padece.

LXXVI Uno nace blando y flexible,
y muere duro y rígido.
Todas las plantas nacen tiernas y frágiles,
y mueren secas y consumidas.
Se dice: *La firmeza y la dureza,*
son atributos de la muerte;
la blandura y la debilidad
son atributos de la vida.
Por ello las armas fuertes no vencen,
y el árbol rígido muere.
El poder y la rigidez ocupan el lugar inferior;
flexibilidad, blandura, debilidad y delicadeza,
ocupan el superior.

55. Habla de Tai Chi...

Frases entresacadas de libros, oídas en charlas, usadas por grandes maestros y divulgadores.

- Tai Chi significa «*El último supremo*».

- Tai Chi es como «*Poesía en movimiento*».

- Tai Chi es *respiración, movimiento, relajación, concentración*.

- Tai Chi es *meditación en movimiento*; meditación en la que el practicante mantiene la calma y la tranquilidad, aún en el movimiento; es tranquilidad en el movimiento, y movimiento en la tranquilidad.

- Tai Chi es habituarse a *respirar profundamente y moverse relajada e integralmente*, concentrarse en el movimiento y la respiración a la vez, vivir la serenidad y actuar con eficacia; es *focalizar la atención* en la respiración de flujo circular continuo y en el *centro de gravedad* del cuerpo.

- Tai Chi es *encontrar tu Centro en movimiento*, regresar a él, para abrirte, percibir, fluir; es meditación sin introversión; es disciplinar tu cuerpo y liberar tu tensión interna; es permitir que tu cuerpo te enseñe, acompañe, ayude...

- Tai Chi es una disciplina que, conocida y practicada, nos *ayuda a... aprender* de nuestro propio cuerpo, *ser uno mismo* en un proceso de creación continuo, y permitir que ocurra en uno una sensación de *asombro, admiración, evolución y alegría de cambio constante*.

- Tai Chi es la *esencia de las artes marciales*. El *Aikido*, modo de unificar tu *Ki*, el *Judo*, forma suave, el *Karate*, la mano vacía, el *Kendo* y el *Kenpo*, prácticas de espada japonesa, el *Kung-Fu*, el hombre diestro, su pericia, conocimiento de la energía, y otras son desarrollos del Tai Chi basados en la idea de meditación, movimiento, flujo y conciencia.

- Tai Chi es *ser consciente de la movilidad y la inmovilidad* al mismo tiempo; en su práctica, *el cambio es constante, la constante es el cambio.*

- Tai Chi es el *principio más sutil del Taoísmo (wuwei)* que puede traducirse por *no-hacer* o *no-acción*, pero su verdadero significado es actuar sin forzar, moverse en sintonía con el flujo de la Naturaleza. A esto se refiere la palabra *Tao*, y podemos comprenderlo mejor observando la dinámica del agua. El Tai Chi hace al practicante como el sol, la lluvia y el suelo hacen a las plantas *(Alan Watts).*

- Para el Tai Chi, cuerpo y mente son una unidad.

- El movimiento Tai Chi es circular y completo, continuo como un gran río que fluye sin fin.

- El Tai Chi *enseña a moverse como...* las nubes del cielo y el agua de un río; a ser como el mar, que necesita millones de olas para empujar a la última hasta la playa.

- Sólo el agua en movimiento no se corrompe nunca (Hua-To, cirujano chino del siglo II d. de C.)

- *Heráclito* repetía una idea del Tai Chi: nunca te bañas dos veces en el mismo río, porque el río fluye y cambia continuamente.

- El Tai Chi produce un goce estético al practicante y gran placer al observador.

- Donde acaban las palabras, empieza el silencio y surge el gesto que se desvanece.

*** Considera también aquí** la frase que abre y la que cierra este libro.

56. Taichiterapia

Un día, hace 4.500 años, el emperador chino *Huang Ti* (2697-2597 a. de C.) conocido como *Emperador Amarillo* –a quien se atribuye el *Nei Ching (Doctrina de lo Interior,* el tratado de medicina interna más antiguo que existe)– dijo a su ministro y médico *Ji Po: «He oído decir que, en tiempos antiguos, la gente vivía más de 100 años, y ahora a los 50 años ya estamos agotados. ¿Se debe esto a la gente o a las circunstancias?».*

Ji Po le contestó: *«Antes la gente vivía según el Tao. Respetaban la Ley del Yin-Yang, eran sobrios, vivían una vida sencilla y sin sobresaltos. Por esto, sanos de cuerpo y espíritu, podían vivir 100 años. Ahora beben alcohol, como si fuera agua, buscan el placer y se entregan a la intemperancia».*

Y añadió: *«Los sabios aconsejan una vida simple y apacible; guardando su energía en reserva, el cuerpo no puede ser atacado por la enfermedad. El sabio debe evitar deseos; así su corazón se halla en paz, su cuerpo puede fatigarse, pero no su espíritu. Viviendo así, aún hoy, la gente puede vivir 100 años con salud».*

Para el médico chino, la salud es el equilibrio de 2 fuerzas opuestas que se enfrentan en todas las manifestaciones de la naturaleza. Mantener este equilibrio es medicina preventiva. *Pien Tso* (500 años a. de C.) decía: *«Cuidar al sano es propio del buen médico; el mediocre sólo cuida al enfermo».*

«Muchas enfermedades empiezan por un simple resfriado o inflamación; por esto, es mejor moverse que tomar medicinas». Esto es lo que puede leerse en el *Nei-Ching* –citado en 16.

Hua To –citado en 7– decía en su *Juego de los 5 animales*: «*Cuando el cuerpo se mueve con frecuencia, la respiración se normaliza, se impulsa la circulación de la sangre; así se previenen las enfermedades. El cuerpo humano es como los goznes de una puerta que, si se abre y cierra con frecuencia, no se oxida*».

Estudios científicos que se citan en muchos libros, atribuyen a la práctica habitual del Tai Chi, beneficios tales como...

1. Tranquiliza y aclara la mente, fortalece el cerebro, previene la apoplejía, y llega a facilitar la curación de enfermedades psicosomáticas.
2. Beneficia al sistema nervioso parasimpático, que facilita la relajación, y fuerza para enfrentarse al estrés, la ansiedad y el insomnio.
3. Refuerza y activa la circulación sanguínea y regula la tensión arterial, evita el endurecimiento de las arterias, tonifica el corazón...
4. Hace habitual la correcta respiración abdominal y, con ello, los movimientos del diafragma aseguran un masaje constante del hígado, que mejora sus funciones; desarrolla los pulmones, preserva su elasticidad, aumenta su aireación, evita e incluso facilita la curación de enfermedades broncopulmonares.
5. Mejora la digestión y la nutrición, facilita la evacuación y optimiza el metabolismo, mejora el trabajo de los riñones neutralizando tóxicos, tiene efectos diuréticos y laxantes...
6. Hace el abdomen más sólido y elástico.
7. Activa las glándulas linfáticas situadas en el pecho, la garganta, las axilas, la ingle, los codos y las rodillas; así ayuda a combatir las enfermedades y

a liberar el cuerpo de toxinas y productos de dese-
cho.

8. Mejora el sistema inmunológico al facilitar una actitud tranquila y positiva, gracias al cual la mayor
parte de las glándulas del cuerpo, especialmente
el timo, operan eficazmente.

9. Facilita la curación de enfermedades de los hue-
sos, la médula espinal, el reuma, la artrosis..., y
también la corrección de desviaciones de la columna vertebral, que flexibiliza...

10. Elimina el exceso de humedad del cuerpo,
revitaliza la piel, evita y hasta facilita la elimina-
ción de enfermedades cutáneas.

11. Hace que el rostro adquiera un color más rosá-
ceo y que los ojos tengan un brillo especial.

12. Aumenta la resistencia física, flexibiliza especialmente la cintura y las extremidades.

13. Regula el peso de acuerdo con la estructura.

14. Mejora y facilita la curación de bastantes enfermedades crónicas.

15. Elimina la tensión continua, evita el cansancio y
previene el estrés.

16. Mejora la coordinación general (mente-ojos-bra-
zos-piernas).

17. Mantiene una buena forma física sin requerir esfuerzo alguno.

18. Retrasa la senectud.

Resumiendo: El Tai Chi es un entrenamiento sano y
terapéutico que beneficia el sistema nervioso central,
refuerza la circulación de la sangre, reduce bloqueos,
mejora la digestión y el proceso del metabolismo; *conserva la salud y ayuda a los enfermos.*

57. No me llames *maestro Liang-Mo*

Al despedirme, deseo decirte, lector, que te considero un **AMIGO** desde que tomaste el libro; un amigo como cuantos, en los últimos 20 años, se iniciaron conmigo en este entrenamiento psicofísico.

Este método tan sencillo, ideado para aprender yo mismo, ha servido a muchos otros, al menos, como guía *aclara-dudas* y *ayuda-voluntades*.

Supongo que tienes **tu propio Manual de Tai Chi**; si es así, eres afortunado, porque posees una información útil para toda tu vida: *datos de la evolución de tu experiencia*. Ellos te serán de ayuda, cuando la necesites; el manual te animará diciendo: *Pudiste conmigo una vez; podrás también conmigo otra*.

Valoro tu **esfuerzo por aprender** a vivir el Tai Chi; aprender a respirar como un bebé, a concentrarte en la respiración y el movimiento integral, a mantenerte siempre relajado y atento a todo, a conquistar la serenidad, a mejorar tu memoria, a obtener una buena forma sin esfuerzo ni tensión..., a comer juntos sólo alimentos compatibles, a corregir posturas inconvenientes, a evitar el uso de camas y asientos perjudiciales..., y hasta probar cuantos consejos te he transmitido, interesado en que *cambiaras a una vida más sana, plena y feliz*.

Te repito: *Llámame por teléfono (93.430.64.78) o mándame un mensaje <taichiterapia@wanadoo.es> cuando quieras; deseo seguir ayudándote*.

A continuación te obsequio con un *mini**Póster***, que te autorizo a que lo amplíes al tamaño que quieras.

*¡Ah! **Y no me llames maestro Liang-Mo***.

58. MiniPóster

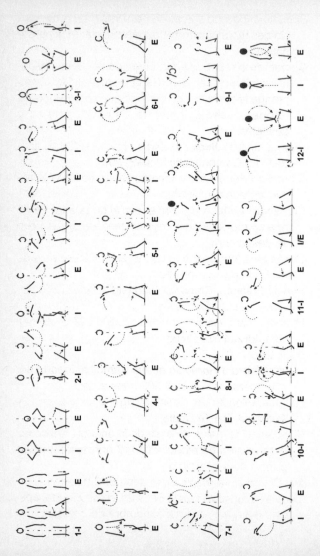

59. Glosario (No exhaustivo)

Budista: Teoría de salvación personal que, a diferencia del *Taoísta*, niega la supervivencia de la personalidad.

Campo de cinabrio inferior: Llamado también «caldera interior» y *Tan-tien.* Es la sede del *Chi.* Comprende la parte bajo el ombligo que comprende los riñones, vejiga, intestino delgado, grueso y genitales.

Chan: Llamado *Budismo Zen* en japonés. Dicen apareció en Cantón hacia el año 700.

Chan San Feng: Monje taoísta. Dicen escribió el primer tratado de Tai Chi.

Chi: Energía vital, vibración esencial de la vida. Se dirige con el pensamiento, vitalizando el órgano que se desea curar.

Confucionismo: Define el poder real y los deberes de los hombres en sociedad.

Hua-To: Taoísta. Cirujano chino (siglo II).

Tui sho: Empuje de manos.

Huang-Ti: Emperador amarillo (2697-2597 a. de C.). Coautor del *Nei Ching.*

I Chi: Uno.

I Ching: Libro u Horáculo de los Cambios, ideado por el emperador Fou-Hi 3.800 años a. de C.

Lao Tse: Filósofo del Taoismo (siglo VI al V a. de C.). Autor del *Tao Te Ching.*

Meridianos: Canales de paso de la energía. Se considera existen 68 meridianos (12 principales) y 365 puntos de acupuntura.

Nei Ching: Obra médica formada por 2 tratados.

Liang-Mo: Significa *Lanza Brillante,* como *Xiberta,* apellido del autor; de aquí el nombre del método.

Ling Shu y *So Wen,* atribuidos a *Huang Ti* y sus 6 médicos consejeros 2.600 años a. de C.

Puntos de acupuntura: Son puntos, generalmente situados en concavidades, donde se puede manipular la energía, mediante agujas, moxas, masaje o sangrías.

Semicuclillas: Postura de pie con las rodillas un poco adelantadas.

Tai Chi: Supremo último, la acción por excelencia.

Tan-tien: Campo de elixir, Centro de gravedad del cuerpo de pie.

Tao: Camino recto, Ley Natural.

Taoísta: Busca la supervivencia de la personalidad.

Tao Te Ching: Única obra de *Lao Tse*, dedicado a dilucidar la esencia del *Tao*.

Wu-Chi: Nada.

Yang Cheng-Fu: Maestro que estableció la última *Tabla de Movimientos* de la que hemos interpretado este estudio. De ella proceden las modernas series de 24 (rápida) y 42 movimientos (para competiciones) de gran divulgación.

Yang Lu-Chan: Iniciador de la Escuela Yang.

Yin-Yang: Mandala del Tai Chi, las 2 potencias primordiales que regulan el Universo.

Zen: Palabra japonesa equivalente al budismo chino *Chan*, que entró en China en los siglos II y I a. de C.

Zafu: Cojín alto para la práctica del *Zazen*.

Zazen: Meditar sentado.

**Quien practica Tai Chi
adquiere...**
la flexibilidad del niño,
la fuerza del leñador,
el espíritu del sabio.